中医特色疗法治百病丛书

简单实用脐疗法

王 建 主编

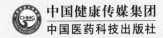

中国健康传媒集团

中国医药科技出版社

内容提要

本书内容包括脐疗基础，内科病症脐疗法，儿科病症脐疗法，妇科病症脐疗法，外科、皮肤科病症脐疗法，收录了常见病脐疗良方，用简单、精准的方法，告诉人们脐疗方的组成、用法、功效等，让人们得以防治疾病，益寿延年。本书可为家庭和个人养生保健、防病疗疾提供参考，也可供按摩师、保健师、社区医务工作者等从事养生、保健服务人员阅读。

图书在版编目（CIP）数据

简单实用脐疗法 / 王建主编 . — 北京：中国医药科技出版社，2019.10
（中医特色疗法治百病丛书）
ISBN 978-7-5214-1281-9

Ⅰ.①简… Ⅱ.①王… Ⅲ.①脐－中药外敷疗法 Ⅳ.① R244.9

中国版本图书馆 CIP 数据核字（2019）第 164316 号

美术编辑 陈君杞
版式设计 锋尚设计

出版　**中国健康传媒集团**｜**中国医药科技出版社**
地址　北京市海淀区文慧园北路甲 22 号
邮编　100082
电话　发行：010-62227427　邮购：010-62236938
网址　www.cmstp.com
规格　710×1000mm　$^1/_{16}$
印张　16¾
字数　323 千字
版次　2019 年 10 月第 1 版
印次　2019 年 10 月第 1 次印刷
印刷　三河市万龙印装有限公司
经销　全国各地新华书店
书号　ISBN 978-7-5214-1281-9
定价　58.00 元

获取新书信息、投稿、为图书纠错，请扫码联系我们。

前言

　　脐是人体重要的体表标志之一，也是人生的第一枚印章，脐不仅位置特殊，结构也有奇特之处。虽为瘢痕组织，但是皮肤菲薄稚嫩，神经末梢丰富，针感明显；脐下血管网发达，便于药物的吸收与输布，是外治用药的理想部位，脐疗法在中医学中具有重要的实用价值，具有操作简便、疗效确切的特点，在临床诊疗和养生保健中越来越发挥着重要的作用。为使读者更好、更多地了解脐疗方法，我们本着疗效可靠、家庭实用的原则，编写了这本《简单实用脐疗法》。

　　本书根据中医理论，以取材便利、制作简易、安全实用为原则，精选了最适合防病治病的古今脐疗方，以帮助人们更好地利用脐疗养生治病疗疾。本书内容包括脐疗基础，内科病症脐疗法，儿科病症脐疗法，妇科病症脐疗法，外科、皮肤科病症脐疗法，收录了常见病脐疗良方，用简单、精准的方法，告诉人们脐疗方的组成、用法、功效等，让人们得以防治疾病，益寿延年。

　　本书可为家庭和个人养生保健、防病疗疾提供参考，也可供按摩师、保健师、社区医务工作者等从事养生、保健服务人员阅读。

　　由于编者学识所限，本书内容难免有疏漏之处，敬请广大读者提出宝贵意见以利今后改进提高。

编者

2019年4月

目录

第三章
儿科病症
脐疗法

第五章
外科、皮肤科病症脐疗法

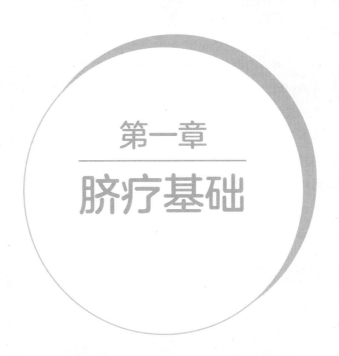

第一章

脐疗基础

- 脐的生理特点
- 脐疗的作用机制
- 脐疗材料
- 脐疗方法
- 脐疗的优点及注意事项

脐的生理特点

婴幼儿对自己的肚脐总是存有疑问，常盯着看并经常触摸自己的肚脐。有的人肚脐是内凹的，有的人肚脐是凸起的，有的大，有的小，这是为什么？

在母腹中，胎儿有嘴无法吃东西，有鼻无法呼吸，新生命在孕育过程中所需的所有营养和氧气，只能靠胎盘吸附在母体上摄取，通过脐带输送至胎儿体内。肚脐，就是婴儿出生后，脐带被剪断，残端脱落后留下的永久疤痕。肚脐是人体的第一枚精美的印章。

肚脐，位于髂前上棘水平的腹部正中线上，直径通常为1cm左右，可以是一个小四陷或是一个小突起。虽然它已经完成了人生命中的重要作用，就是在母体里传送营养物质，但它仍旧是人体的重要器官之一。人的内脏可以通过肚脐获得部分的氧气，若肚脐着凉、抠肚脐或用胶带把肚脐贴上，人就会患有腹胀、腹痛、便秘、泄泻等疾病。

肚脐，对于保持腹部的外形是非常重要的。年轻人的肚脐扁平而呈纵向，随着年龄的增长以及脐周环形脂肪组织的堆积，而使肚脐呈凹陷状。

肚脐，还是美学上的人体标志——黄金分割点。现代医学研究显示，黄金分割点是调整人体功能的最佳作用点之一。

脐疗法对人体有强大的、不可忽视的作用，需加以深入研究和应用。

一、脐部的护理

肚脐与腹部其他部位不同，脐下无肌肉和脂肪组织，且血管丰富。作为腹壁的最后闭合处，脐部皮肤较薄，敏感度高，容易暴露、出汗、存污垢等，所以做好脐部的护理，对人体健康非常重要。

（1）注意脐部清洁卫生　夏日流汗比较多，身体上的污垢很容易随汗液进入肚脐，而穿露脐装更易使腹部裸露，汇集污垢。发现脐部有污垢时，禁止用手抠，应定期（每月1~2次）用温热的清水加中性沐浴液冲洗脐周和脐眼，以清除污垢，预防病菌滋生。但不宜用力搓揉，以免弄伤脐周皮肤而导致感染。

（2）脐部防风、防寒　早、晚天气较凉爽时或是阴雨天气温较低时，最好不要穿露脐装，电扇、空调的凉风不得直对着脐部吹，也不能让肚脐对着开着的窗户，穿露脐装骑车时车速不宜太快，睡眠时需在腹部盖上薄棉物或使用护脐带、护脐兜等。年轻女性，尤其是经期女性，血管处于充血状态，更要注意脐部保暖，否则容易因受凉而使盆腔血管收缩，导致月经血流不畅，时间一长会引起月经不调、痛经、闭经等妇科疾病。脐周是肠胃道的部位，脐部着凉、受风，易导致感冒、腹胀、腹痛、便秘、泄泻等疾病。

（3）防止脐部外伤　脐周部很容易受到意外损伤，如烫伤、擦伤、划伤等。日常生活和工作中应小心，注意保护脐部，添加衣物防护。

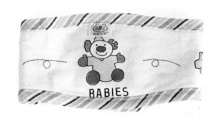

（4）脐部尽可能不要进行纹饰　女性们常觉得穿露脐装还不够吸引大众的眼球，喜欢在脐部贴饰图案，甚至纹饰永久性图饰，或带肚脐环、肚脐扣等饰物。这些都可以引起脐部感染，造成一定的健康隐患。因为贴饰会阻碍皮肤的排泄功能，有可能引起湿疹、汗疹等皮肤病；纹饰的颜料通常含有一些对身体有害的化学成分；如在营业场所纹饰，公用纹针还有可能传染疾病。所以要慎重选择纹饰。

二、脐的生理功能

胎儿在母体中生长、发育过程中全依靠脐带吸收母气、输布精微，以维持正常的生命活动，所以称脐为先天之本、生命之源。脐和脐周围部分是道家、佛家练功、修炼精气的丹田所在，又是肾间动气的部位。脐中是古代道家练功过程所发现的玄关一窍，即气穴。

古代气功学家常认为，人体有一个以脐为中心的太极图，直径为三寸左右，中间有两个对持相抱的阴阳鱼，产生阴阳感应，气血升降出入，生机周流不息，以脐为中心的九宫分布是生命的中枢，即生命之根。

脐是人体先天命蒂，又是先天、后天联系的纽带。胎儿在发育期间是与母体合一的，母体与胎儿的联系靠脐带的作用，所以脐为人体先天命蒂。脐与丹田、命门相通，因此又为先天、后天联系的纽带。

脐与脏腑相通，脏腑之气凝结于脐。清代程杏轩《医述·脏结》提出："脐为立命之原，脐傍者，天枢之位，阳明脉之所合，少阳脉之所出。脾、肝、肾三脏之阴凝结于此。"

脐的上下、左右与五脏动气有密切联系，脐属于脾。脐下是元气所聚、所生的位置，脐及脐周与五脏动气密切相关联，脐中和脐上、下、左、右分别对应脾、心、肾、肝、肺五脏的动气。

此外，脐位于任脉上，为任脉的一个穴位神阙。通过任脉，脐既与十二经脉相联，又与奇经八脉相通，也与脏腑相通，进而联系四肢百骸、五官九窍、皮肉筋膜。

 第二节　脐疗的作用机制

脐疗的作用机制可能有以下三个方面：一是穴位的刺激和调节作用；二是药物吸收后的直接作用；三是两者的综合作用。

一、穴位作用

脐名神阙，是经络之总枢，经气之汇海，通过任、督、冲、带四脉而统属全身经络，联系五脏六腑。在正常情况下，任、督、冲、带经气相通，阴阳相济，调节各脏腑、经脉的正常生理活动。如果各部气血阴阳发生病理改变，通过刺激神阙穴调整任、督、冲、带的功能，可以达到"阴平阳秘，精神乃治"的目的。

从历代针灸文献看，神阙穴的主治病症极其广泛，如《医宗金鉴》提到神阙穴能"主治百病"，彭祖小续命蒸脐法盛赞灸脐可以使"百脉和畅，毛窍皆通，上至泥丸，下至涌泉"。根据"经脉所通，主治所及"的原则，神阙穴能通全身，因此刺激神阙穴就能对全身起调节作用，从而达到治疗全身疾病的目的。

从现代医学观点看，刺激神阙可以通过神经体液的作用而调节神经、内分泌和免疫系统，进而改善各组织器官的功能活动，促使其恢复正常。

二、药物作用

药物脐疗法是将药物敷在脐窝而防治疾病的一种疗法，属于皮肤给药途径的范畴。

现代医学已证实：药完全可以从皮肤吸收。皮肤包括表皮、真皮，皮下有脂肪组织；表皮又可分为五层，最外层是角质层。药物经皮吸收包括两个时相：①穿透相：药物通过皮肤表面结构角质层和表皮，进入细胞外间质；②吸收相：药物分子经由皮肤微循环，从细胞外液快速弥漫散入血循环。穿透相比较复杂：角质层是皮肤主要屏障功能，它能够防止化学物质的穿透；角化细胞含有结构脂质和水溶性物质，能缓慢地吸收水分；细胞间隙充满着板层结构样脂质，控制着水溶性溶质的扩散。由此可见，水溶性与脂溶性药物可经被动弥散、穿透角质渐渐被吸收。另外，皮肤附属器汗腺、毛囊皮脂腺也是药物吸收的通道，特别是一些高分子物质。

不同体表部位的皮肤结构有一定差异，致使药物吸收程度不一样。脐部皮肤结构的特点可促进药物吸收。脐在胚胎发育过程中为腹壁最后闭合处，表皮角质层最薄，屏障功能最弱，药物最易穿透弥漫，并且脐下无脂肪组织，皮肤与筋膜、腹膜直接相连，故渗透力强。脐皮肤除了一般皮肤所具有的微循环外，脐下腹膜还分布有丰富的静脉网，浅部与腹壁浅静脉、胸腹壁静脉相吻合，深部与腹壁上下静脉相连。腹下动脉分支也通过脐部，可见药物在脐皮肤经过穿透相后，可扩散到静脉网或腹下动脉分支而入体循环。因此药物经脐皮肤吸收比较迅速。

药物吸收经过脐静脉网，有可能通过附脐静脉经门静脉到达肝脏，药物经脐皮肤吸收进入肝被代谢分解往往被认为是很少的，所以药效也不致降低。

另外，药物调敷脐部后，外加胶布等固封，可增强药与皮肤的水合作用而有利于吸收。脐疗用药多以"气味俱厚"者炒香研末，"炒香则气易透"，可促使吸收。

三、综合作用

一般情况下，内服某药可治某病，用某药敷脐同样治某病。如内服芒硝可治疗便秘，用芒硝敷脐也可治疗便秘。但有时也有例外，即外用某药敷脐能治某病，但内服药却无法治某病，如葱白敷脐可治便秘，但葱白内服却无法治疗便秘；又如用苍术、白芷、川芎3味药等量研末内服治疟疾效果较差，但外用敷脐3次后疟虫消失率可达100%。治疗同一种疾病，在脐部用药不同，疗效也有差异，仅艾灸脐部和敷药后再艾灸脐部，患者的反应也常有不同。药物贴脐，既有药物对穴位的刺激作用，又有药物本身的作用，而且在通常情况下，往往是两种作用的综合，是在触发、调动以及增强机体的自组织能力的前提下或同时而实现的，其实质是一种综合的调节作用。

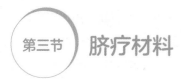

第三节 脐疗材料

一、药物材料

（一）药物选择

（1）选用的药物应是气味俱厚的物品，或是力猛有毒的药物，且多生用。这是因为脐窝较小，存药不多，且药力从外入内，气味清淡之品不易收效。

（2）加入一些芳香穿透型的药物，例如冰片、樟脑、砂仁、香附、蟾酥以及富含挥发性成分的药物。现代则多添加促渗剂。

（3）为使药物直达病所，使药力持久且快速奏效，除了通常辨证配方，常配伍善于通经走络、开窍透骨、拔毒外出的引经药。现代常用姜、葱、蒜、花椒、芥子、轻粉、冰片、麝香等。或在调和时使用具有引经作用的药液或赋形剂将所用药物调成糊状或饼状。

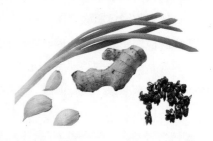

（4）因为脐窝面积小，所容纳药物有限，为提高疗效，可以将药物提炼，如将药物浸油，使有效成分溶出，再通过熬制成为膏剂，不仅可提高疗效，还能延长药物的保存时间。

（5）在补益的方剂中可酌情添加血肉有情之品，如羊肉、鲫鱼、人乳等。临床上血肉有情之品虽然能够补气血阴阳，但因其味厚、腻滞，易伤脾胃，因此在临床应用上比较谨慎。而脐疗法就可以解决这个问题。

（二）剂型制备

（1）散剂　将配方中的某些药物在进行炮制后混合加工制成细末，也可把配方中的每一味药材单独加工研细末，按照要求混匀。用时加赋形剂搅拌成合适的状态，如稀糊状，膏状等，也可直接将药末填入脐内。散剂制作方法简便，应用灵活，可随用随调。不用时应用玻璃瓶等不易与药物发生反应的器具密封保存，以防药物失效。

（2）糊剂　配方中药物研细末后，添加赋形剂如水、乙醇、醋、蛋清、麻油等拌匀成糊状。或直接用鲜药（包括草药与虫类药）洗净后直接捣烂成糊状以敷脐。糊剂药物取材方便，制作简单，可让药效延缓释放而延长药物作用时间，并缓解药物的毒烈之性。

（3）膏剂　将配方中的药物先用香油浸渍一段时间，再放入锅内加入植物油，用文火慢慢熬制，等到药料焦黄起锅，滤去药渣，加入一定量黄丹熬炼，待成膏后，摊涂到一定规格的布、皮、牛皮纸等材料上，待冷却后即可。膏剂存放时间长，不易变质，甚至几十年不变质。用时，将膏药加热烤软后待温度适宜后敷贴脐部，也可用时根据辨证加入药末，拌匀后敷贴。

（4）饼剂　将药物研为细末，调辅料做成饼，也可将新鲜药物捣烂，加入面粉拌匀制成饼并入笼蒸熟。或将捣烂药物直接做成饼状，以不散为度。饼剂通常选用草药，药性缓和，可在饼上加用艾灸，促进药物吸收及改善患者的症状。

（5）丸剂　将药物研为细末后，加用辅料如蜂蜜、蜡、凡士林等调匀后制成丸剂，然后烘干或晒干。丸剂保存时间也比较长。丸剂选药通常选用药性较强，毒性或芳香性药物。多做填脐使用，也可将丸子用酒或醋等赋形剂化开敷脐或涂脐用。

（6）巴布贴剂　指药材提取物、药材或和化学药物与适宜的亲水性基质混匀后涂布在背衬材料上制成的贴膏剂，属于经皮给药剂型。

二、贴敷材料

主要是选择用来固定药物的材料。即将药物放进肚脐之后，需要加以贴敷固定，使得药物能持续作用。

就目前来说，脐疗较常使用的贴敷材料包括：伤湿止痛膏，麝香壮骨膏，医用脱敏胶布，纱布等。

三、灸用材料

主要材料是艾绒，艾绒是由艾叶加工而成。选用野生向阳处5月份的艾叶，风干后在室内放置1年再使用，称为陈年熟艾。取陈年熟艾去掉杂质粗梗，碾轧碎后过筛，去除尖屑，取白纤丝然后碾轧成绒。也可取当年新艾叶充分晒干后，多碾轧几次，至其揉烂如棉即为艾绒。

（一）艾炷的制作

适量艾绒放在平底瓷盘内，用食、中、拇指捏成圆柱状即为艾炷。艾绒捏压越实越好，按照需要，艾炷可制成拇指大、蚕豆大、麦粒大3种，称为大、中、小艾炷。

（二）艾卷的制作

将适量艾绒用双手捏压成长条状，软硬应适度，以利炭燃为宜，然后将其放在宽约5.5cm、长约25cm的桑皮纸或纯棉纸上，再搓成圆柱形，最后用面浆糊将纸边黏合，两端纸头压实，即可制成长约20cm，直径约1.5cm的艾卷。

（三）间隔物的制作

在脐疗间隔灸时，应选用不同的间隔物，如盐、鲜姜片、蒜片、蒜泥、中草药等。鲜姜、蒜洗净后切成2~3mm厚的薄片，并且在姜片、蒜片中间用毫针或细针刺成筛孔状，有助于灸治时导热通气。蒜泥、葱泥等都应将其洗净后捣烂成泥。中草药则应选用相应药物打碎成粉末后，用黄酒、姜汁或蜂蜜等调和后制成薄饼状，也须在中间刺出筛孔后应用。

（四）灸疗仪器

就是方便艾灸过程的辅助器具，使得灸疗养生、保健者更容易、更方便、更安全地使用艾灸。艾灸器种类较多，最传统的是艾灸盒，分为竹木制和橡木制，较为方便实用的是随身灸。近年来出现的一些科技含量较高、功能较多的肚脐专用灸疗器，可以在临床治疗中实现两种或两种以上方法的结合应用。例如有的艾灸仪具有艾灸与磁疗同时进行，不燃烧，无污染，温度可调，自动控温等特点。

四、拔罐材料

拔罐器即在肚脐用拔罐法操作时所使用的器具。拔罐器具按材质分类，可分为角罐、竹罐、陶瓷罐、玻璃罐、金属罐、橡胶罐、生物陶瓷火罐、塑料罐等；按排气方法分类，可分为火罐、水罐、抽气罐、空气筒抽气罐、注射器抽气罐、皮排气球抽气罐、电动抽气罐、挤气罐、双孔玻璃抽吸罐；按功能分类，可分为电罐、磁罐、药物多功能罐、远红外真空罐等。用于脐疗的拔罐多是玻璃罐及抽气罐。

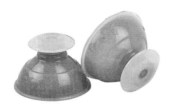 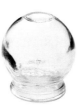 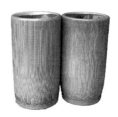

第四节　脐疗方法

一、灸脐法

在脐部进行艾灸的方法称为灸脐法。灸脐法包括直接灸脐法、间接灸脐法和温灸器灸脐法。

（一）直接灸脐法

（1）艾炷灸脐法　将大小适宜的艾炷直接置于脐部进行艾灸的方法称为艾炷灸脐法。施灸壮数因病、因人而异，注意不能烫伤皮肤。

（2）灯火灸脐法　用灯芯草蘸麻油燃着，快速烧灼肚脐（神阙穴）的方法称为灯火灸脐法。该法手法必须迅速，一触及皮肤就离去，多用于治疗小儿科疾病，如脐风、惊痫、风痰闭证、小儿惊风、疳积、厌食等。

（3）艾条温和灸脐法　将灸条的一端点燃，对准脐部（距皮肤2～3cm）进行熏烤的方法称为艾条温和灸脐法。该法要求使患者施灸局部有温热感而无灼痛为宜，通常每处灸5～10分钟，以皮肤产生红晕为度。温和灸多用于灸治慢性病。

（4）艾条回旋灸脐法　将艾条点燃的一端与脐部的皮肤保持一定距离，但不固定，而是向左右方向移动或反复旋转地施灸的方法称为艾条回旋灸脐法。该方法多用灸治慢性病。

（5）艾条雀啄灸脐法　将艾条点燃的一端像鸟雀啄食一样，一上一下活动地施灸，该方法称为艾条雀啄灸脐法。该法多用于灸治急性病。

（二）间接灸脐法（隔物灸脐法）

用药物或其他材料将艾炷和脐部的皮肤隔开，进行施灸的方法称为间接灸脐法或隔物灸脐法。常用的间接灸脐法有以下几种。

（1）隔姜灸脐法　将鲜姜切成直径2～3cm，厚0.2～0.3cm的薄片，中间用针刺数孔，然后将姜片放在脐部，再将艾炷放在姜片上点燃施灸，或将药物研末，填入脐部，在上方盖一姜片施灸。当艾炷燃尽，继续易炷施灸，灸完规定的壮数，以使皮肤红润而不起泡为度。

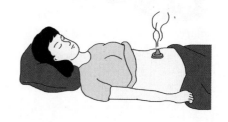

该法具有温胃止呕、散寒止痛、温肠止泻的作用，多用于虚寒性疾病，如寒性呕吐、腹痛、急慢性泄泻、痛经、宫冷不孕、阳痿、遗精、早泄、精少不育、精液不液化、风寒痹痛等。

（2）隔蒜灸脐法　用鲜大蒜头，切成厚0.2～0.3cm的薄片，中间用针刺数孔（捣蒜如泥亦可），放在脐部，然后将艾炷放在蒜片上，点燃施灸。等到艾炷燃尽，易炷再灸，直至灸完规定的壮数。此法具有清热解毒、杀虫等作用，多用于治疗外科疮毒、肺痨、瘰疬、腹中结块等。

（3）隔盐灸脐法　用干燥的食盐（以青盐为佳）填敷于脐部，或在盐上再置一薄姜片，上置大艾炷施灸。多用来治疗伤寒阴证或吐泻并作、中风脱证、急性寒性腹痛、痢疾、四肢厥冷、虚脱等症。此法具有回阳、救逆、固脱的作用，但须连续施灸，不拘壮数，以期脉起、肢温、矢气而作。

（4）隔葱灸脐法　用新鲜的葱茎，捣烂制成饼状，填于脐部，上置大艾炷施灸。多用于治疗伤寒阴证或吐泻并作、中风脱证、急性寒性腹痛、痢疾、泄泻、四肢厥冷、虚脱、阳痿、早泄等症。此法具有散寒止痛、温阳救逆、回阳固脱的功效。

（5）隔核桃皮灸脐法　用沉香、木香、丁香、乳香、麝香、穿山甲共研为末，取适量装入半圆的核桃壳内，置于脐部，以面粉糊护卫周边，上以荷叶覆盖，以艾炷灸之，以感到热气从脐部入腹内为度。此法具有温胃止呕，散寒止痛、温肠止遗的作用，常用于治疗寒性呕吐、腹痛、急慢性泄泻、痛经、闭经、宫冷不孕、阳痿、遗精、早泄、精少不育、精液不液化、遗尿、遗精等。

（6）隔槐树皮灸脐法　将槐树皮制成钱币大小的薄片，并穿数孔，放于脐上，再置艾炷直接灸；或者脐中放有药物，药物上再放置一大小适宜的槐树皮，槐树皮上放艾炷直接施灸。此法具有健脾胃，提高机体抗病的作用。

（7）隔药饼（膏）灸脐法　将药物研末，制成药饼或药膏放在脐上，称为隔药饼（膏）灸脐法。

（8）隔附子饼灸脐法　将附子制为粉末，用酒调和做成直径约3cm、厚约0.8cm的附子饼，中间用针刺数孔，放在脐部，上面再放艾炷施灸，直到灸完所规定壮数。附子辛温大热，有温肾补火的作用，因此用来治疗各种阳虚病证，如外科疮疡久溃不愈、阳痿、早泄、宫冷不育、精冷不育、精液不液化症等阳虚证。

（9）隔鳖甲灸脐法　将鳖甲放在脐上，上置大艾炷，灸之，以穴位及其周围有温热感并现红晕为度，若感到太温热，可以提起鳖甲离皮肤少许。用于治疗腹中癥瘕积聚，如肝脾肿大、子宫肌瘤、脏腑癌症等。

（10）蒸脐法　将药物（单方或复方）制为细末，填满脐部，上置艾炷进行施灸的方法称为蒸脐法，也称为炼脐法、温脐法。如太乙真人熏脐法、彭祖小续命蒸脐法、温脐种子法等。确切地说，蒸脐法属于隔物灸脐法的一种。

（11）熏脐法　将药物制成药捻，并点燃，然后对着脐部进行熏烤的方法称为熏脐法。

（12）面圈隔药灸脐法　先用温开水调麦面粉成圆圈状（周长约12cm，粗约2cm），面圈的中间孔应和患者本人脐孔大小一致（直径约1.5cm），备用。嘱患者仰卧位，充分暴露脐部，用75%乙醇在脐部进行常规消毒后，将面圈绕脐一周，取一定量的药物粉末（8～10g），

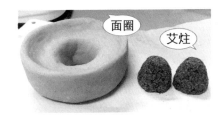

填满脐孔，将艾炷（直径约2cm，高约2cm）置于药末上，连续施灸。此法操作方便，可行性强，临床疗效较好。

（三）温灸器灸脐法

用专门制作的灸疗器械在脐部施灸的方法称为温灸器灸脐法。此法使用方便、操作简单、疗效可靠，适用于体弱多病、慢性疾病、慢性疲劳综合征、亚健康状态的调整。

（四）日光灸脐法

将艾绒平铺在脐及脐周围，在日光下曝晒的方法称为日光灸脐法。多用于体弱多病、慢性疾病、虚寒腹痛、小儿缺钙、皮肤色素变性等病。此法适于夏季，并要注意不能使腹部受凉。

二、熨脐法

将盐、葱、麦麸、沙子、艾绒等药物及材料炒热，直接或用布包好后在脐上或脐周围进行温熨，或用药末制成饼烘热敷脐上，或在脐上铺艾绒或几层布，用熨斗（内装热水）在上面温熨的方法称为熨脐法。有时将艾绒等药物研末或制成药饼置于脐上，然后用熨热器具进行熨脐，借药物作用及热能渗透作用相结合以治病。也有用冷水放入器具内放在脐部冷熨的，称为冷水熨脐法。熨脐法主要有如下几种。

（1）药袋熨脐法　将药物混合研碎，置于锅中炒热，炒热过程中可以调入酒、醋，炒热后装入布袋，或直接用布包裹药物，趁热熨敷于脐部，如太热可以多加几层布包裹，等到温度降低后更换药物或药袋；也可将研好的药物布包成袋，放入蒸笼里蒸热后直接熨敷于脐部；也可将包好的药物置于微波炉内加热，趁热直接熨敷于脐部，反复热熨。

（2）药饼熨脐法　将药物混合研末，酌加调和剂如淀粉、水、酒、醋、鲜药汁等，制成大小不等的药饼，加热后，置于脐上，反复热熨；或药饼上盖以布，以熨斗、热水袋、热茶杯等热熨脐部，热度以患者可忍受为度。

（3）药膏熨脐法　将药物混合研末，酌加调和剂如水、饴糖、黄蜡、鲜药汁等，调制成稀稠适度的膏状或糊状，加热后，直接置于脐上，反复热熨；或将药膏或药糊涂于脐上，外以熨斗等加热器熨之。

（4）药汁熨脐法　将药物煎汤取汁，或将药物浸泡在酒中，用时将药汁或药酒加热，用毛巾或纱布浸润后趁热熨敷脐部。

（5）葱热熨脐法　取适量鲜葱白，捣烂后放入砂锅或铁锅内炒热，或用微波炉加热，用布包裹好，趁热放在脐部；或将葱白捣烂做饼，放于脐部，以熨斗等加热器熨之。

（6）姜热熨脐法　取适量生姜，捣烂后将姜渣放入砂锅或铁锅内炒热，用布包裹好，趁热放在脐部，冷后放入姜汁，再次炒热后熨敷，反复热熨；或将姜渣包裹后，置于脐部，上加熨斗等加热器熨之。

（7）盐热熨脐法　取适量食盐，慢火炒热或是用微波炉加热后，用毛巾或纱布包裹成拳头大小，置于脐部，并轻轻地旋转，盐包冷后，再次加热，反复热熨。

（8）沙热熨脐法　取适量沙子，慢火炒热或用微波炉加热后，用毛巾或纱布包裹成拳头大小，放在脐部，并轻轻旋转，沙包冷后再次加热，反复热熨。

（9）醋热熨脐法　取陈醋炖热，将毛巾或纱布浸于醋中，趁热取出熨敷于脐部，或以熨斗、汤壶等熨之，待稍干后继续浸醋再熨。亦可将适量陈醋倒入药散中拌匀，可作轻轻旋转，反复热熨；或取适量食盐，放于锅内炒热，用陈醋洒入盐内，边洒边搅，醋洒完后，略炒一下，用毛巾或纱布包裹后，直接敷在脐部，反复热熨。或用药物加醋炒热，熨于脐部；还可将醋糟入锅内炒热布包后热熨，称醋糟熨。

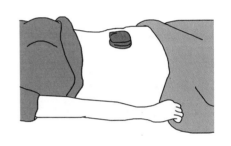

（10）酒热熨脐法　取高度酒或黄酒炖热，将毛巾或纱布浸于其中，趁热取出熨敷于脐部；或是用药物加酒炒热或蒸热，布包，熨于脐部，可作轻轻旋转，反复热熨。此法能够治疗心胸腹胀满，胃脘胀满不舒，也可利水消肿。如果将酒糟炒热，布包后热熨患处，或与其他药物混合炒热后熨治，称为酒糟熨。

（11）热水熨脐法　以热水袋、玻璃茶杯、空心熨斗等贮热器具装入适量热水，外以纱布或毛巾包裹后，放在脐部，在脐周围作反复旋转动作，反复热熨。或将毛巾、纱布直接放于热水中，2~3分钟后取出，拧去部分水分，以不滴水为度，直接置于脐部，冷后再换，反复热熨。元代危亦林《世医得效方》记载："伤暑者，暑气耗血消气生痰，速用解暑之剂，仍啜热汤，得汗即苏。若中之者，急扶在阴凉处，不可与冷。当以布巾衣物蘸热汤熨脐中及气海，以汤淋布上令透彻，脐腹暖即渐醒矣。如仓卒无汤处，则掬道上热土置脐上，以多为佳，冷即易之。"

（12）冷水熨脐法　用热水袋、玻璃茶杯、空心熨斗、瓷瓶等贮热器具装适量冷水，放在脐部，在脐周围反复旋转，反复按熨；或将毛巾、纱布直接放于冷水中，

2~3分钟后取出，拧去部分水分，以不滴水为度，直接敷在脐部，反复按熨。

（13）阴阳熨脐法　用冷和热交替熨脐的方法称为阴阳熨脐法，也称为冷热熨脐法。唐代孙思邈《备急千金要方》提到：若大小便闭塞不通，或淋沥溺血，阴中疼痛，此是热气所致，用此法即愈，其法先以冷物熨小腹已，次以热物熨之，又以冷物熨之。若小便数，此亦是取冷所为，暖调理自愈。

（14）蛋熨法　用刚煮熟的鸡蛋或鸭蛋、鹅蛋等敷在脐部的方法称为蛋熨法。

三、药物敷贴脐部法

药物敷贴脐部法，是将药物进行加工炮制，制为散剂、膏剂、糊状、丸状、饼状等，敷于脐部或脐周围，并用敷料、胶布等进行固定的方法。主要有以下几种方法。

（1）敷脐法　将药物进行加工炮制，制为散剂、糊状、丸状、饼状等，敷于脐部或脐周围，并用敷料、胶布等进行固定的方法称为敷脐法。敷脐法的用药部位不限于脐内，可扩大到脐及脐周围，范围较大。

（2）贴脐法　将药物加工制成膏药，直接贴在脐部的方法称为贴脐法。贴脐法的范围以脐为中心，不能过大。如暖脐膏、散阴膏、行水膏、抚养膏、温胃膏、温肺膏等。

（3）纳脐法　将药物研为细末或捣烂如泥，用调和剂调制，软硬适中，制成丸状，纳入脐中，以手压药，使药物紧贴脐壁，与脐相平而不突于脐外，外用辅料、胶布等固定的方法称为纳脐法，其范围仅限于脐内。

（4）填脐法　将药物散剂、丸剂、丹剂直接填入脐内的方法称为填脐法，其范围仅限于脐内，如附子填脐法等。

（5）封脐法　以药物丸剂、散剂、膏剂、丹剂或药末，兑入水或其他液体成糊状，封于脐部的方法称为封脐法，其范围仅限于脐内。

（6）掩脐法　将药物掩盖于脐部并进行固定的方法称为掩脐法，分为干掩脐法和湿掩脐法，其范围可扩展到脐周围，不宜过大。

（7）渗脐法　将药物研极细末直接渗于脐部，或将药物细末渗于膏药上，贴于脐部的方法称为渗脐法，其范围较小，只限于脐部。

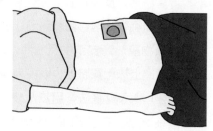

（8）涂脐法　将食用油、药汁、药物研末加入调和剂调成糊状、汁状或将药膏涂于脐部或

脐周围的方法称为涂脐法。涂脐法的范围较大，可扩展到脐及脐周围。

（9）滴脐法　将水（冷或热）、药汁（捣烂取汁或煎汤取汁）或药物溶于溶剂内，缓缓滴入脐内的方法称为滴脐法。此法有助于药物在脐部迅速吸收，加快发挥药效。如冷水滴脐法、小便滴脐法等。

（10）兜脐法　以药物研末或粉碎，装入布兜内，固定在脐部及其周围一定天数的方法称为兜脐法。

（11）搭脐法　将药物研末或捣碎，以调和剂水、醋、酒等调成糊状，或用毛巾等浸入药汁搭在脐部及其周围的方法称为搭脐法，也将手搭于脐部以增加脐部的温度，利于药物吸收。

四、按摩脐部法

（1）摩脐法　将中药制成散剂、膏剂等，敷于脐部及其周围，用手掌掌面或食指、中指、无名指、小指附着于脐部或脐的周围，前臂连同腕部一同做有节律的环形或圆形运动，圆的半径可固定，也可慢慢增大，每分钟60～120次。用掌面着力的称为掌摩法，以指面着力的称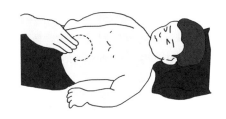指摩法。操作时肘关节自然屈曲，腕关节放松，指掌自然伸直，动作缓和、有力，可进行顺时针、逆时针方向的操作。摩脐法具有健脾和胃、消积导滞、温补肾阳、利尿通淋的作用，尤其是对胃肠功能有较好的调节作用，可治疗脘腹疼痛、食积、疳积、胸胁胀满疼痛、腰痛、淋证、尿潴留或遗尿、闭经、痛经等病。

（2）揉脐法　将中药做成散剂、膏剂等，敷在脐部及其周围，以手指螺纹面、大或小鱼际、掌根部位着力于脐部或脐的周围，进行轻柔缓和的顺时针或逆时针旋转推动，并带动皮下组织。要求压力均匀、渗透，揉动缓和、协调，不得滑动和摩擦，每分钟60～80次。揉脐法具有疏经通络、宽胸理气、醒神开窍、消积导滞、消肿止痛、利尿通淋的作用，可治疗脘腹痛、胸胁胀痛、便秘、泄泻、淋证、尿潴留或遗尿、闭经、痛经等病。

（3）按脐法　将中药做成散剂、膏剂等，敷于脐部及其周围，用手指（多用拇指）指腹或掌根着力于脐部或脐周围，按压方向应垂直向下，用力由轻到重，持续不断，使压力渗透至深部，每分钟50～90次。按脐法具有镇静安神、解痉止痛的作用，可治疗胃脘痛、腹痛、闭经、痛经、二便不通等病。

（4）呵脐法　以口吸呬脐部以防治疾病的方法称为呵脐法，借口中热气以助阳益气，适用于小儿科。

（5）拍脐法　以手蘸药汁（膏）拍打脐部以防治疾病的方法称为拍脐法，具有清热理气的作用，多用于小儿科。

（6）浴脐法　将药物煎煮取汤后，患者进入药汤中进行洗浴的方法称为浴脐法，可同时结合摩脐法、揉脐法、按脐法等。

五、脐部针刺法

在脐或脐周围针刺的方法称为脐部针刺法。

古人多禁刺，主要原因是脐窝凹陷，皮皱多，易藏污垢；又因神阙穴是人体腹壁最薄的部位，针刺易损伤小肠，加上古人无菌观念差，控制感染能力有限，且既往使用的金、银、铁针针体粗大，前人又不熟悉解剖层次，所以极易造成感染而为肿疡，引起严重后果。现在所用的钢针直径小，针体细，硬度适中，如果能严格消毒，注意针刺深度适当，则安全可靠。脐部针刺必须在严格消毒条件下进行，直刺0.5～0.8寸，进针要慢，可进行捻转手法，幅度不宜大，针后不宜拔罐，针后需涂以碘伏消毒针眼。

由于脐的特殊解剖关系，若针具和脐、脐周消毒不严格，可引起局部感染或腹内感染；若进针直刺过深，最易损伤小肠，引起肠液外漏，造成化学性腹膜炎，继而引起细菌性腹膜炎、败血症等，这是比较严重的，应加以重视及预防，如果发生感染，应及时治疗。

六、脐部拔罐法

在脐部拔火罐的方法称为脐部拔罐法，由于古代拔罐法称为角法，因此脐部拔罐法也称角脐法。

（1）闪火法　用镊子夹住棉花，蘸上95%乙醇点燃，在罐内中段迅速绕1～2圈，退出，再将罐扣住脐部，留罐5～10分钟。

（2）闪罐法　将罐子拔在脐部上后又立即取下，再快速拔上，如此反复多次拔上取下，取下再拔，直到皮肤潮红为止。如荨麻疹、哮喘、急慢性泄泻、阳痿、遗精、宫冷不孕等病均适于脐部闪罐法。

七、脐部物理疗法

（1）脐部磁疗法　利用磁场作用于脐部治疗疾病的方法称为脐部磁疗法。多采取静磁疗法，可将磁片或磁珠、磁带用胶布敷贴，缚于脐部。

（2）脐部激光疗法　将低功率激光束直接照射至脐部以治疗疾病的方法称为脐部激光疗法。激光是受激辐射光，有光效应、热效应、机械效应和电磁效应，对机体功能能够产生多重影响。

（3）脐部超声药物透入法　将药物加入接触剂中，利用超声的作用，使得药物经皮肤或黏膜透入体内的治疗方法。很多学者在不懈地探索用超声将药物透入体内的治疗方法，随着对偶合剂特性及超声介质粒子运动的研究和理解，目前已成功地使用多达数十种常用药物进行超声药物透入疗法，如丹参、赤芍、益母草、红花等。

（4）红外线脐部照射法　将红外线照射脐穴，产生热效应以温通经络，调整气血，用于治疗疾病的一种疗法，又称红外线灸疗法，可代替艾灸。它的特征是热作用较深，热量恒定，容易调节，操作简易，无烟无味。红外线治疗作用的基础是其照射后直接产生的温热效应，继而影响组织细胞的生化代谢以及神经系统的功能。

 脐疗的优点及注意事项

一、脐疗的优点

（1）脐疗的操作方法非常方便，一看便懂，一听便知，一用便会。除急性病症外，通常3～7天换药1次，省去了煎药、服药等的麻烦，医者可用，患者也可自疗，方便推广普及。

（2）脐疗的适应证很广，对于内、外、妇、儿等临床各科的常见病与多发病大都可以应用，并且具有奏效快、疗效高的特点，不仅一方可治疗多种疾病，而且一病可用数方。

（3）脐疗给药途径特殊，患者无痛苦，避免了口服和注射给药的缺点，对于那些打针怕痛、针灸怕针、吃药怕苦、服药易吐的患者，以及无法服药的病症，尤为适宜。

（4）脐疗所用药物大多是普通中草药和家庭常备的食物（如葱、姜、花椒等），药源广泛，取材方便，且每次用量非常小（一般1~10g），因此价格低廉，节省药材。

（5）脐疗属于外治方法，通常无毒副作用，即使在治疗中万一发生意外反应，也可随时去掉或更换药物，因此比较安全可靠。

（6）脐疗常用方药可配好贮存备用，一旦需要，随时可用，因此有利于危急病症的抢救与治疗。

二、脐疗的注意事项

（1）通常采取仰卧位，充分暴露脐部，以方便取穴、用药和治疗。

（2）脐孔内常有污垢，采用脐疗时，一般应先用医用酒精棉球对脐部进行常规消毒，以免发生感染。

（3）脐疗用药虽有自己的特点，但通常情况下仍宜辨证用药，方能提高疗效。

（4）脐部皮肤娇嫩，在使用较强刺激性的药物时，或隔药灸脐法壮数较多时，应先在脐部涂一层凡士林再用药或治疗，可避免脐部皮肤起疱。在给小儿用药时应格外注意这一点。

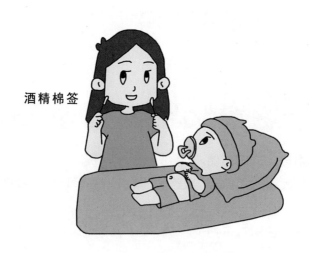

酒精棉签

（5）脐疗给药时通常用胶布或伤湿止痛膏等固封，个别患者会对胶布等产生过敏反应，可见局部瘙痒、红赤、丘疹等现象，可暂停用药，外涂醋酸氟轻松软膏，等到脱敏后再继用，也可改用肤疾宁贴膏或纱布包扎固定。

（6）由于脐部吸收药物较快，因此用药开始几天内，个别患者（尤其用走窜或寒凉药物时）会出现腹部不适或隐痛感，通常过几天会自行消失。

（7）慢性病和预防保健应用脐疗药物时，应采取间断用药的方法，如两次换药之间宜间隔数小时或1天，每个疗程间可休息3~5天。通常不应长期连续使用，以免引起脐部过敏反应。

（8）孕妇如果非治疗妊娠诸病，宜慎用脐疗，有堕胎或毒副作用的药物应慎用或禁用。

第二章

内科病症
脐疗法

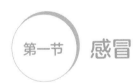

第一节　感冒

感冒又称"伤风""冒风"，是风邪侵袭入体导致的以头痛、鼻塞、流涕、喷嚏、恶寒、发热、全身不适等为主要特征的常见外感疾病。感冒四季都能发病，尤以春冬季节为多见。常因病情轻重不同而分为伤风、重伤风以及时行感冒。

临床表现

（1）风寒感冒　症状为鼻塞头痛，流清鼻涕，喷嚏，恶寒，不发热或轻微发热，无汗，周身酸痛，或伴有咳嗽，痰液色白质稀；舌苔薄白，脉浮紧。

（2）风热感冒　症状为鼻塞喷嚏，流稠鼻涕，发热汗出，口干咽痛，轻微咳嗽，痰液色黄质稠；舌苔薄黄，脉浮数。

（3）暑湿感冒　症状为发热，汗出后发热不退，鼻塞，流浊鼻涕，头重胀痛，肢体困重，烦躁口渴，恶心胸闷，小便短赤；舌苔黄腻，脉濡数。

（4）气虚感冒　症状为恶寒显著，或有低热，伴有鼻塞流涕，头痛身困，肢体倦怠，咳嗽咳痰无力；舌淡苔薄白，脉浮软。这类感冒多属体弱气虚，再加上感受外邪，由于体虚无力抵御邪气，以致邪留体内，病证反复。

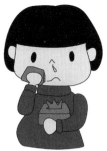

（5）阴虚感冒　症状为身热，手足心热，轻微怕风，少汗或无汗，心烦口干，鼻塞流涕，干咳少痰；舌红少苔，脉细数。

（6）时行感冒　症状为起病急骤，高热，体温在39~40℃，恶寒怕冷，鼻塞流涕，咳嗽咽痛，全身酸痛，疲乏无力；舌红苔黄腻，脉浮。

脐疗法

（一）麻黄香薷膏

药物组成 麻黄15g，香薷15g，板蓝根10g，蒲公英10g，桔梗12g。

取　穴 神阙。

制法用法 上述药物共研为细末，储瓶备用。每次取药末1～3g，用温水调和成糊状，置于肚脐中心（小儿用时，可取一团干米饭，温度适宜时将药物撒在上面，做成饭饼），以纱布覆盖，胶布固定。每日1次，中病即止。

功效主治 散寒解表，温中消炎。适用于伤风感冒。

（二）流感散

药物组成 荆芥30g，防风30g，金银花30g，连翘30g，薄荷9g，葛根9g，白芷15g，冰片3g。

取　穴 神阙、涌泉。

制法用法 先将前7味药物共研细末，入冰片同研细和匀，放入瓶中，密封备用。每次取药散30g，入鸡蛋清（适量）或生姜汁调和成泥膏状，制成3个药饼，分别贴敷于神阙（肚脐）和双侧足心涌泉穴，包扎固定。每日换药1次，连贴3～5天。

功效主治 辛平解表，疏风清热。适用于流行性感冒初起。

（三）复方杏苏散

药物组成 紫苏叶15g，杏仁15g，白芷15g，葱白（连须）5根，生姜2片，蜂蜜、萝卜各适量。

取　穴 神阙。

制法用法 先将紫苏叶、葱白和生姜捣烂如泥。然后将杏仁、白芷共研为极细末，与上述药物泥调匀。再取蜂蜜、萝卜汁加入调和成膏状备用。用时取药膏如蚕豆大，捏成圆形药团，贴入脐内，外覆盖消毒纱布，胶布固定。每日换药1次。贴药后嘱咐患者覆被而卧，令发微汗，汗后即收效。

功效主治 辛温发汗。适用于风寒感冒。

（四）复方板蓝根散

药物组成　板蓝根15g，生石膏15g，马勃15g，淡豆豉15g，连翘10g，薄荷10g，葱白（去泥、连须）5根，鲜生姜3片，蜂蜜适量。

取　穴　神阙。

制法用法　先将前6味药物混合共研成细末，过筛和匀，储瓶备用。每取药末15g，放入葱白、生姜共捣烂，再加入蜂蜜共捣成稠膏状，敷于脐上，覆盖纱布，用胶布固定。每日换药1次。

功效主治　清热解毒，辛凉解表。适用于流行性感冒。

（五）豆豉银翘膏

药物组成　淡豆豉30g，金银花15g，连翘15g，板蓝根15g，薄荷9g。

取　穴　神阙、大椎、风池。

制法用法　上述药物共研细末，和匀，储瓶备用。每取药粉20g，加入适量葱白，共捣成膏，贴敷神阙（肚脐）、大椎、风池（双）3穴，上覆盖纱布，以胶布固定，然后以冷水滴药上，待气入腹内即效。或肚脐内仅以药粉填满，如上法固定，滴冷水在药上。每日换药1次。

功效主治　辛凉解表，清热解毒。适用于风热感冒。

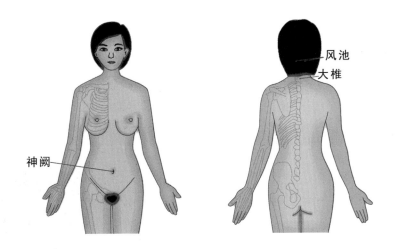

（六）经期感冒方

药物组成　柴胡9g，当归6g，川芎6g，白芍6g，桂枝6g，葱白适量。寒凝血脉伴少腹胀痛者，加桃仁6g，制香附6g。

| 取　穴 | 神阙。 |

| 制法用法 | 上述药物除葱白外，其余药物共研为细末，储瓶备用。每次取药末15g，同葱白共捣烂如膏状，敷于脐孔上，外盖纱布，胶布固定。每日换药1次。 |

| 功效主治 | 活血调经，辛温解表。适用于经期感冒。 |

（七）葱姜麻黄糊

| 药物组成 | 生姜30g，葱白30g，麻黄6g。 |

| 取　穴 | 神阙。 |

| 制法用法 | 将麻黄研为细末，与生姜、葱白共捣烂如泥状，备用。取上述药泥敷脐部，其上置热水袋熨之，覆被取汗。 |

| 功效主治 | 辛温解表。适用于风寒感冒见恶寒发热、头痛、无汗者。 |

（八）退热糊

| 药物组成 | 雄黄10g，朱砂10g，玄明粉30g，生葱白、生姜片、青皮鸭蛋清各适量。 |

| 取　穴 | 神阙。 |

| 制法用法 | 先将前3味药物混合研成细末，然后将生葱白、生姜片捣烂绞汁和入药末拌匀，再加鸭蛋清适量调成厚糊状备用。取适量药糊敷脐中，外以纱布盖上，再以宽布带束紧固定。每日换药1次，至病愈为度。 |

| 功效主治 | 解毒安神，通腑退热。适用于感冒高热不退。 |

注意事项

感冒发热时多饮水，多吃清淡食物，少食辛辣肥厚之品。适寒温，保持空气流通，避免再次感受风寒、风热。注意休息，避免劳累，少到公共场合。在流感流行地区，可以艾条温和灸神阙进行预防。

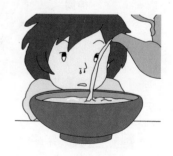

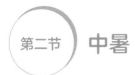

第二节　中暑

中暑俗称"发痧"，是发生在夏季的一种急性病症。如果不及时治疗或治不得法，可致死亡。根据临床表现，通常又分伤暑、暑风或暑厥。

临床表现

　　猝然出现头昏、头痛，心中烦乱、无汗、眼发黑、恶心、倦怠、四肢发冷、指甲与唇口乌青，甚至突然晕厥、口噤不能言、抽搐，或壮热、烦躁，或汗出气短、四肢厥冷、神志不清、血压下降，或腹痛剧烈、欲吐不出。

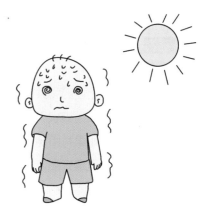

脐疗法

（一）消暑熨

药物组成	生石膏60g，知母30g，山药10g，生甘草10g。
取　　穴	募穴、俞穴、神阙穴。
制法用法	上述药物加水煎取浓汁，并将药渣装入药袋，备用。取药汁，用纱布或毛巾蘸汁温熨胸部募穴、背部俞穴。同时，取药袋趁热熨敷脐腹部。
功效主治	清热消暑。适用于中暑。

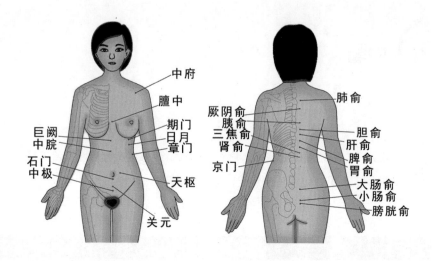

中府
膻中
期门
日月
章门
巨阙
中脘
石门
中极
天枢
关元

肺俞
厥阴俞
胰俞
三焦俞
肾俞
京门
胆俞
肝俞
脾俞
胃俞
大肠俞
小肠俞
膀胱俞

（二）辛皂散

药物组成	北细辛9g，猪牙皂9g，樟脑2g。
取　　穴	神阙。
制法用法	上述药物共研极细末，储瓶备用，密封保存。每取药物适量，加水调和为糊状，涂搽肚脐中心及脐周。同时取药末少许吹入患者鼻孔内。如果打喷嚏，则神志苏醒。不应，再吹鼻1次。
功效主治	通窍开闭。适用于中暑昏迷，无论闭证或脱证都能用。

注意事项

（1）室内尽可能经常打开窗户通风，利用风扇或者空调保持室内温度适宜。

（2）中暑的人大多属于脾胃虚弱，若大量进食生冷瓜果、寒性食物，会损伤脾胃阳气，使脾胃运动无力，寒湿内滞，严重者则会出现腹泻、腹痛等症状。

（3）中暑的人应采取少量、多次饮水的方法，每次不多于300ml。切忌狂饮不止。

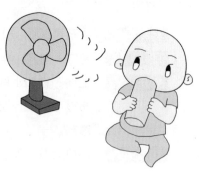

（4）中暑患者应以清淡饮食为主，但可适当配以鱼、肉、蛋、奶等，以保证人体所必需的营养成分还是相当有必要的。

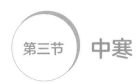

第三节 中寒

中寒是一种中医病症名，寒气外侵，四肢无力，脐腹疼痛等。

临床表现

症状为猝然眩晕，口噤失音，四肢强直，或洒洒恶寒，或翕翕发热，面赤多汗，舌淡苔白，脉沉迟。挟风则脉浮，眩晕不仁，兼湿则脉濡，肿满疼痛。

脐疗法

（一）中寒方（一）

药物组成 葱头5根，麦麸6g，食盐6g。

取 穴 神阙。

制法用法 上述药物加倍，和匀，分2包，炒热，分别用布包裹，备用。每取1包药，趁热敷脐中，或先熨后敷。两包药交替使用，冷则再炒再熨。日夜熨敷勿停，至治愈为度。

功效主治 通阳逐寒，复畅气机。适用于中寒。

（二）中寒方（二）

药物组成 麝香0.3g，半夏9g，皂荚9g。

取 穴 关元、气海、神阙。

制法用法 先将半夏、皂荚共研细末，再放入麝香同研细和匀，储瓶备用，密封保存。每取本散1.5～3g撒入肚

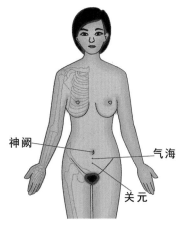

神阙　　气海　　关元

脐中，按紧，上放置生姜1片，将艾炷置姜片上灸27壮。如果加灸关元、气海穴各27壮，则奏效尤捷。热气通于内，寒气通于外，阴自退而热自复。

功效主治 通络逐寒，散邪通窍。适用于中寒。

（三）中寒方（三）

药物组成 葱白1把，麝香0.5~1g，硫黄3g，肉桂3g，干姜3g。

取 穴 神阙。

制法用法 先将后3味药共研细末，再入麝香同研细和匀，储瓶备用，密封保存。再将葱白捣烂，制成4个药饼，备用。每取本散1.5~3g撒入肚脐中，再取一药饼覆盖药上，外以纱布盖之，胶布固定。每日换药1次。

功效主治 温中逐寒，通络回阳。适用于中寒。

（四）中寒方（四）

药物组成 吴茱萸15g，食盐9g，麸皮9g。

取 穴 神阙。

制法用法 先将吴茱萸研成粗末，然后加入食盐、麸皮拌匀，炒热，用绢布包好，备用。趁热揉熨脐部及上下腹部，冷则再炒再熨。每日1剂。

功效主治 温中逐寒。适用于中寒。

注意事项

注意保暖。膳食中需多补充产热营养素，如碳水化合物、脂肪、蛋白质，以提高机体对低温的耐受力。室内环境宜保持温暖、湿润、清新。头发洗后立即擦干，用木梳梳头。

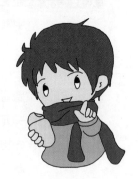

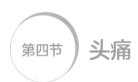

第四节　头痛

头痛是人自身感觉到的一种症状，在临床上比较常见。头痛一症，既可单独出现为病，也可并发于其他疾病中为症。

临床表现

（1）风寒头痛　症状为头痛，痛势较剧，病程较短，痛连项背，遇寒加重，患者常戴帽以避风，伴有鼻塞、流涕；舌苔薄白，脉浮紧。

（2）风热头痛　症状为头痛如裂，伴恶寒发热，面红目赤，口干欲饮，大便干结，小便短赤；舌苔黄，脉浮数。

（3）肝郁气滞型　症状为头胀痛，情志好时痛势较轻，胸胁胀闷；舌微紫，脉沉弦。

（4）痰浊头痛　症状为头昏痛，沉重如裹，连及颈项，缠绵不已，胸脘痞闷，饮食减少，恶心，呕吐痰涎；舌苔白腻，脉弦滑。

（5）瘀血阻络型　症状为头痛日久，可有外伤史，痛有定处，或如针刺，麻木，伴有健忘、心悸；舌紫暗或见瘀斑，脉涩或弦紧。

（6）肾虚头痛　症状为头空痛，晃动加重，伴头晕、耳鸣，腰膝酸软，遗精或带下；舌红，苔薄白，脉细弱。

（7）气血虚弱型　症状为头痛隐隐，痛势较轻，头晕耳鸣，面色苍白，神疲乏力；舌淡白，苔薄白，脉细弱。

脐疗法

（一）石膏芎芷贴

药物组成　生石膏6g，川芎3g，白芷3g，伤湿止痛膏1贴。

取　穴　神阙。

制法用法　上述药物共研细末，储瓶备用。临用前先将患者脐孔皮肤洗净，再取药末2g，置于脐孔内，盖以棉球、外用伤湿止痛膏封贴。每日换药1次，病愈为度。

功效主治　清热，祛风，止痛。适用于偏头痛。

（二）决明子散

药物组成　炒决明子30g，藁本10g。

取　穴　神阙、太阳。

制法用法　上述药物共研为细末，储瓶备用。每取药粉10g，用清茶水调和为糊状，分别敷于患者肚脐及双侧太阳穴上，盖以纱布固定。干则洒茶水湿润。每日换药2次。

功效主治　清热，祛风，止痛。适用于风热头痛，肝阳头痛，巅顶头痛，头风头痛。

（三）胡椒百草贴

药物组成　胡椒30g，百草霜30g，葱白适量。

取　穴　神阙。

制法用法　将胡椒研细末，加入百草霜混合均匀，储瓶备用。用时取药末6g，与葱白一同捣烂如泥，敷于患者肚脐上，上盖纱布，胶布固定。每日换药1次。

功效主治　祛风散寒，通阳止痛。适用于风寒型头痛。

（四）芎芷萸散

药物组成　川芎、白芷、吴茱萸各等量。

取　穴　神阙。

制法用法　上述药物混合，共研成细末，储瓶备用。用时取药粉6~10g，用温水调成糊状，敷于肚脐上，上盖胶布固定。每2日换药1次，病愈即停药。

功效主治　祛风散寒，通络止痛。适用于头痛。

（五）三白膏

| 药物组成 | 白附子30g，川芎30g，白芷30g，细辛10g，葱白5根。 |

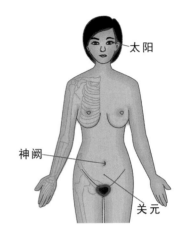

太阳

神阙

关元

取　穴	太阳、神阙、关元。
制法用法	先将前4味药粉碎为细末，加入葱白捣茸如膏，取药膏如蚕豆大为丸，压扁备用。取丸4粒，分贴在太阳、神阙、关元上，每穴1粒，胶布固定。每日1换。
功效主治	祛风散寒，通络止痛。适用于头痛发凉，遇风痛甚。

（六）吴茱萸散

药物组成	吴茱萸适量。
取　穴	神阙。
制法用法	将上述药物研成细末，备用。取药粉6～10g，以醋调敷脐，纱布包扎，令药性上达。
功效主治	止痛。适用于厥阴头痛。

（七）白芥子散

药物组成	白芥子30g。
取　穴	神阙。
制法用法	上述药物研为细末，储瓶备用。每取药粉5g以温水调匀填脐部，隔布2层，以壶盛热水熨，至汗出可愈。
功效主治	热因热用，通络止痛。适用于热病初起，症见头痛。

注意事项

　　头痛常常病程较长，患者要坚持治疗。治疗期间应确保有足够的睡眠，生活作息规律。头痛患者需避免应用致敏的药物及某些辛辣刺激性食物，要善于调节自己的情绪，尽可能保持稳定、乐观的心理状态，不过喜、过悲、过怒、过忧。

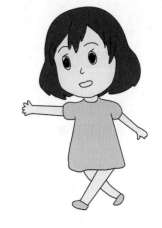

 第五节 **三叉神经痛**

三叉神经痛，中医学称为"面痛""偏头痛"。本病高发于40岁以上的中老年人，尤以女性为多。

临床表现

三叉神经痛仅限于三叉神经感觉分布区内，不扩散至后头部。通常分为发作期与缓解期。发作期起病急骤，疼痛剧烈，为阵发性，痛如刀割、锥刺、火灼、电击样，其来去突然，持续时间仅有几秒至几分钟。多深夜发作，可将患者从熟睡中痛醒。疼痛可因为触及面部某一点（如谈笑、刷牙、洗脸时）而诱发，该处称为扳机点。一般多发于三叉神经的第2支与第3支，单发于第1支者比较少见。疼痛多于上下唇、鼻翼、眼眶等处开始，向外放射。在发作数日或数周后常常可自行缓解数月或数年，即缓解期。病期越长，发作越剧烈，缓解期越短。

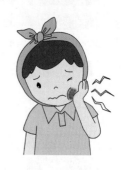

脐疗法

（一）夏星散

药物组成 地龙5条，全蝎20个，路路通10g，川芎10g，生天南星50g，生半夏50g，白附子50g，白芷15g，细辛5g。

取　穴　神阙、太阳、阿是穴。

制法用法　上述药物共研细末，和匀，储瓶备用。取药粉20g，加20g面粉，以白酒调和成厚糊状，做成药饼，贴敷在神阙、太阳、阿是穴（痛点），敷料固定。每日换药1次。7日为1个疗程。

功效主治　祛风化痰，通络止痛。适用于三叉神经痛。

（二）白香膏

药物组成　白芷5g，川芎5g，白附子5g，蓖麻仁5g，乳香5g，没药5g，地龙3g，全蝎5个。

取　穴　神阙、太阳。

制法用法　上述药物共研细末，储瓶备用。用时取药末25g，以黄酒调成糊膏状，分别敷贴于肚脐和太阳穴（患侧），上盖敷料、胶布固定。每日换药1次。

功效主治　祛风通络，活血止痛。适用于三叉神经痛，兼治偏头痛。

（三）山甲乳没散

药物组成　穿山甲、川厚朴、白芍、乳香、没药各等分。

取　穴　神阙、太阳。

制法用法　将上述药物共研细末，和匀，储瓶备用。取药粉10g，以黄酒调和为膏状，敷于神阙穴上，上盖纱布，以胶布固定。每日换药1次，连用5~7日为1个疗程。可加敷太阳穴。

功效主治　活血化瘀，通络止痛。适用于三叉神经痛、偏头痛。

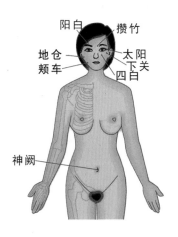

（四）樟归膏

药物组成　樟脑10g，细辛10g，全蝎10g，龟甲胶10g，当归10g，白芷10g，寻骨风10g，薄荷12g，五加皮15g，蒲公英45g，紫花地丁45g，川芎45g。

取 穴	神阙、太阳、阳白、攒竹、四白、下关、地仓、颊车。
制法用法	上述药物除樟脑、龟甲胶外，均经炮制、干燥粉碎为细末，取香油500～750ml在锅内烧至滴水成珠时，加入上述药物，充分搅拌均匀，文火至沸，放凉即成膏状，每3g为1丸，备用。取丸略加温后，压成圆饼状，敷于神阙。视受累神经不同，选择不同的穴位加贴：眼支可取太阳、阳白、攒竹，上颌支取四白、下关，下颌支取地仓、颊车。3日可换药1次。
功效主治	祛风清热，通络止痛。适用于三叉神经痛。

（五）蜈龙白附散

药物组成	蜈蚣3条，地龙10g，蝼蛄10g，白芷10g，川芎10g，五倍子10g，木香10g，生天南星15g，生半夏15g，白附子15g。
取 穴	神阙、太阳、阿是穴。
制法用法	上述药物共研细末，和匀，储瓶备用。取药粉30g，用醋调匀，制成4个药饼，分别贴敷于神阙、太阳（双）、阿是穴，上盖纱布，以胶布固定。每日换药1次，7日为1个疗程。
功效主治	祛风化痰，通络止痛。适用于各型三叉神经痛。

（六）三叉神经痛方

药物组成	当归、蜈蚣、蚯蚓、延胡索各等分。
取 穴	神阙、太阳、下关、阿是穴。
制法用法	用艾炷隔药饼灸。先将当归、蜈蚣、延胡索共研为细末，入蚯蚓共捣烂，加陈醋或红花酒适量调成膏状，制成数个小圆形药饼，每穴置一药饼，上放置艾炷，点燃灸之，各灸3～5壮。每日或隔日灸1次。7日为1个疗程。
功效主治	温经通络，祛风活血。适用于三叉神经痛、面痛、偏头痛。

注意事项

（1）饮食要有规律，应选择质软、易嚼食物。因咀嚼诱发疼痛的患者，则应进食流食，禁食吃油炸物，不宜食用刺激性、过酸过甜食物以及热性食物等；饮食宜营养丰富，平时应多吃些含维生素丰富及具有清火解毒作用的食品；多食新鲜水果，蔬菜及豆制类，少食肥肉多食瘦肉，食品以清淡为宜。

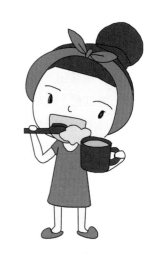

（2）吃饭漱口，说话、刷牙、洗脸动作宜轻柔。以免诱发扳机点而引起三叉神经痛。

（3）注意头、面部保暖，避免局部受冻、受潮，不宜用太冷、太热的水洗面；平时应保持情绪稳定，不宜疲劳熬夜、经常听柔和音乐，心情平和，保持充足睡眠。

（4）保持精神愉快，避免精神刺激；尽可能避免触及"触发点"；起居规律，室内环境应安静、整洁，空气保持新鲜。同时卧室不受风寒侵袭。适当参加体育运动，锻炼身体，增强体质。

 第六节　支气管炎

支气管炎是指气管、支气管黏膜及其周围组织的慢性非特异性炎症。临床上以长期咳嗽、咳痰或伴有喘息及反复发作为特征。

临床表现

（1）风寒咳嗽型　症状为咳嗽，恶寒发热，痰白，无汗，头痛，身痛或酸楚，口渴，咽喉疼痛；舌苔薄白，脉浮紧。

（2）风热咳嗽型　症状为咳嗽，恶寒发热，痰黄，有汗，头痛，身痛或酸楚，口渴，咽喉疼痛；舌红，舌苔薄黄，脉浮数。

（3）痰湿阻肺型　症状为咳嗽痰多，胸脘满闷不舒，饮食减少；舌苔白腻或黄腻，脉滑。

（4）肺燥阴虚型　症状为干咳无痰或少痰，或见痰中带血，痰不易咳出，咽干鼻燥，咽痛，面部潮热；舌红，苔少无津，脉细数。

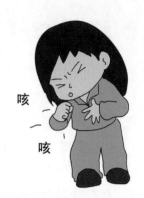

咳

咳

（5）肝火犯肺型　症状为咳嗽，胸胁引痛，气逆而咳，痰少难咳，偶见血丝，胸满闷不适；舌苔黄腻少津，脉弦数。

脐疗法

（一）复方桂枝散

药物组成　桂枝5g，干姜5g，杏仁5g，芍药5g，甘草5g，桔梗5g，葱汁适量。

取　穴　神阙。

制法用法　将上药中除杏仁外研成细粉，混匀，放入已捣成泥状的杏仁中，研匀，用大葱2根，榨汁，过滤，葱汁加入上述药物中，做成药饼，药饼敷脐，外以橡皮膏固定，隔日换药1次。

功效主治　清热化痰。适用于支气管炎。

（二）天竺止咳散

药物组成　天竺黄10g，天南星10g，雄黄1g，朱砂1g，丁香2g。

取　穴　神阙。

制法用法　上述药物共研为细末，过筛和匀，储瓶备用，密封保存。取药末适量，纳入患者肚脐内，上盖纱布，以胶布固定。每日换药1次。10日为1个疗程。

功效主治　清热化痰，安神止咳。适用于风痰型咳嗽。

（三）清燥润肺糊

药物组成　麦冬10g，玉竹10g，北沙参10g，杏仁10g，浙贝母10g，栀子9g，蜂蜜适量。

取　穴　神阙。

制法用法 先将前6味药共研为细末，过筛和匀，储瓶备用。取药粉6～10g，以蜂蜜调成糊状，贴敷于肚脐上，上盖纱布，胶布固定。每日换药1次。2周为1个疗程。

功效主治 清燥润肺，化痰止咳。适用于肺燥咳嗽。

（四）复方麻味散

药物组成 麻黄50g，甘草50g，五味子50g，杏仁10g，黄芩10g，鱼腥草10g，细辛10g，枇杷叶10g，黄精10g。

取 穴 神阙。

制法用法 上述药物用5000ml冷水浸泡2小时，煎30分钟，取滤液，药渣再加水煎1次，2次滤液混合，浓缩成稠液，加入细辛粉100g拌匀，烘干压粉。备用。每取药粉2g置于肚脐，上压一干棉球，以胶布固定。24小时换药1次，用5日，停2日。2周为1个疗程。连用1～4个疗程。

功效主治 清热化痰，散寒止咳。适用于慢性气管炎。

（五）加减玉屏风散

药物组成 黄芪30g，防风10g，白术10g，苍术10g。

取 穴 神阙。

制法用法 上述药物共研细末，储瓶备用。2岁以下用药2g，3～6岁用3～5g，成人用6～10g，加入适量淀粉，用温水调匀后填入脐部，盖上纱布，用胶布固定。每晚贴1次。5日为1个疗程。每疗程间隔5日。

功效主治 健脾燥湿，益气固表。适用于慢性气管炎（证属脾肺气虚者）。

（六）止咳糊

药物组成 蜂房6g，罂粟壳6g，杏仁9g，钩藤9g，百部20g。

取 穴 神阙。

制法用法 上述药物共研细末，和匀，储瓶备用。取药粉6～12g，用温水调为稠糊状，敷肚脐上，纱布包扎。每日换药1次。

功效主治 杀虫解毒，宣肺化痰。适用于咳嗽。

（七）温肺散

药物组成	制半夏10g，白果仁9g，杏仁6g，细辛6g。
取 穴	神阙。
制法用法	上述药物共研细末，和匀，储瓶备用。取药末6~10g，用适量生姜汁调为糊状，外敷脐部，用纱布包扎固定。每日换药1次。5日为1个疗程。
功效主治	温肺化痰，止咳平喘。适用于肺寒咳嗽、喘息。

（八）杏苏散

药物组成	杏仁10g，苏叶10g，前胡10g，甘草10g，桔梗10g，半夏10g，防风10g，茯苓10g，枳壳10g，丁香5g，生姜、大枣、葱白适量。
取 穴	神阙。可配合敷贴大椎、膻中。
制法用法	上述药物研为碎末，生姜、大枣、葱白捣烂，调成糊状，敷脐上3~6小时，然后用热水袋熨脐30分钟，每日治疗1次。
功效主治	清热化痰。适用于风寒咳嗽。

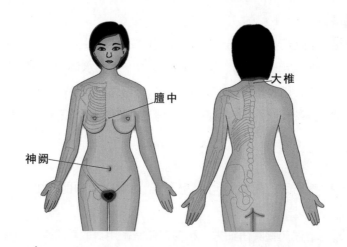

注意事项

（1）预防感冒　避免感冒，能够有效地预防支气管炎的发生或急性发作。

（2）饮食调摄　饮食宜清淡，忌辛辣荤腥。应戒烟多茶，由于吸烟会引起呼吸道分泌物增加，反射性支气管痉挛，排痰困难，有助于病毒、细菌的生长繁殖，使支气管炎进一步恶化。茶叶中含有茶碱，可以兴奋交感神经，使支气管扩张而减轻咳喘症状。

（3）腹式呼吸　能够保持呼吸道通畅，增加肺活量，减少支气管炎的发作，预防肺气肿、肺源性心脏病的发生。具体方法：吸气时尽可能使腹部隆起，呼气时尽力呼出使腹部凹下。每天锻炼2~3次，每次10~20分钟。

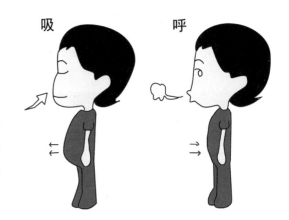

（4）坚持锻炼　可依据自身体质选择医疗保健操、太极拳、五禽戏等项目，坚持锻炼，能提高机体抗病能力，活动量以无显著气急、心跳加速及过分疲劳为度。

第七节　支气管哮喘

哮喘是指发作时喉中有哮鸣声，呼吸急促困难，甚则喘息无法平卧。由于宿痰伏肺，遇诱因引触，引起痰阻气道，气道挛急，肺失宣降，肺气上逆而致发作性痰鸣气喘疾患。

临床表现

（1）风寒型哮喘　症状为呼吸急促，胸闷，痰稀而白，兼见恶寒发热，头痛，无汗，口不渴；舌淡，苔薄白，脉浮紧。

（2）风热型哮喘　症状为呼吸急促，声高气粗，咳痰黄稠，胸闷不适，口渴；舌红，苔黄，脉滑数。

（3）肺脾气虚型哮喘　症状为喘促气短，语声低微乏力，咳声低弱，动则汗出，倦怠乏力，脘腹胀满，饮食减少；舌淡白，脉虚弱。

（4）肾虚型哮喘　症状为喘促日久，动则喘甚，动则汗出，呼多吸少，张口抬肩，气短不续，倦怠嗜卧，形寒肢冷，腰膝酸软；舌淡，苔白，脉沉细。

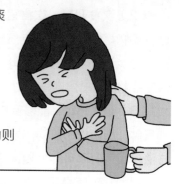

脐疗法

（一）麻黄芥姜糊

药物组成　麻黄15g，吴茱萸15g，白芥子15g，姜汁适量。

取穴　神阙。

制法用法　前3味药物共研细末，过筛，和匀，储瓶备用。取药末适量，以姜汁调和成糊状，贴于肚脐上，上盖纱布，以胶布固定。每2日换药1次。6次为1个疗程。

功效主治　温肺化痰，宣肺平喘。适用于支气管哮喘。

（二）哮喘膏

药物组成　①射干2g，麻黄10g，法半夏10g，紫菀10g，细辛10g，杏仁10g，附片10g，天仙子5g，干姜12g，延胡索15g，甘遂15g，洋金花20g。②炙麻黄10g，杏仁10g，苏子10g，黄芩10g，胆南星10g，白芥子10g，甘遂10g，青黛10g，生石膏30g，白果15g，地龙15g，僵蚕15g。

取穴　神阙、肺俞、定喘、膏肓、膻中。

制法用法　上述药物分别共研细末，储瓶备用。用时随证取上述药粉，用姜汁合基质调制成软膏（蛋清、蜂蜜、香油亦可），敷贴于患者肚脐以及双侧肺俞、定喘、膏肓穴，重度哮喘加贴膻中穴，再以5cm×5cm大小敷料覆盖，胶布固定。3~4小时取下，以皮肤热、红、轻度水疱为宜。在每年夏季的初伏、中伏、末伏的第1天贴穴，每10天1次，如果中伏20天，需加贴1次。

功效主治　①温经散寒，止哮平喘。适用于支气管哮喘。②清热化痰，宣肺平喘。适用于支气管哮喘。

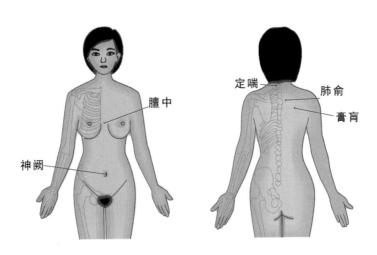

（三）麻黄细辛散

药物组成　麻黄15g，细辛4g，苍耳子4g，醋延胡索4g，公丁香3g，吴茱萸3g，白芥子3g，肉桂3g。

取　穴　神阙。

制法用法　上述药物共研细末，过筛和匀，储瓶备用，密封保存。每取药粉适量，用脱脂药棉薄薄裹如小球状，纳入患者肚脐中，上盖纱布，胶布固定。隔日换药1次。10日为1个疗程。如果贴敷未满2日，脐孔发痒，应及时揭下；若已满2日，脐孔不痒，再换药贴敷之，至治愈为止。

功效主治　温通散寒，止哮平喘。适用于支气管哮喘，症见胸闷气紧、咳嗽、吐清稀白色痰、喉间痰鸣，伴有恶寒，舌淡、苔薄白、脉浮滑。

（四）加味麻膏散

药物组成　麻黄、生石膏、甘遂、杏仁、白芥子、白矾各等量，米醋适量。

取　穴　神阙。

制法用法　将前6味药混合，共研为细末，储瓶备用，密封保存。取药末适量，以陈醋调和如泥状，敷于肚脐上，外盖纱布，以胶布固定。每日换药

1次。7次为1个疗程。

功效主治 清热逐饮，宣肺平喘。适用于热性哮喘。

（五）复方白龙苏散

药物组成 白果仁、紫苏子、地龙、佩兰、川椒、野荞麦根各等分。

取　穴 神阙。

制法用法 上述药物共研细末，和匀，储瓶备用。每次取药粉1g，以白酒调成膏状，纳入肚脐中，上盖纱布，胶布固定。每日换药1次。7次为1个疗程。

功效主治 散寒降逆，止哮平喘。适用于哮喘。

（六）麻杏苏芥散

药物组成 麻黄15g，杏仁15g，白芥子15g，紫苏子15g，半夏15g，细辛3g，川椒3g，上肉桂1.5g。热性哮喘，去川椒、上肉桂，加生石膏30g，白矾5g。

取　穴 神阙、肺俞、定喘。

制法用法 上述药物共研细末，过筛和匀，储瓶备用。取适量药粉（约50g），以陈醋或生姜汁调和成糊状，分别敷于神阙、肺俞（双）及定喘（双）上，外以纱布覆盖，胶布固定。每日换药1次。7次为1个疗程。

功效主治 温肺化痰，宣肺降逆，止咳平喘。适用于支气管哮喘。

（七）理中散加味

药物组成 党参10g，白术7g，干姜5g，炙甘草3g。

取　穴 神阙。

制法用法 混合烘干，碾面备用。用上述药物200mg，加入热参浸膏10mg，用一软纸片覆盖，再加棉花，外以胶布固定，3～7天换药1次。

功效主治 温肺化痰。适用于支气管哮喘。

（八）硫甘三白散

药物组成 硫黄粉50g，甘草50g，白芍20g，白术20g，白矾粉10g，热参总碱150g。

取　穴 神阙。

制法用法 先将甘草、白芍、白术用水煎煮两次，煎液混合浓缩成稠膏，加入硫黄粉、白矾粉烘干研末即可，最后加入热参总碱，混匀，备用。附：热参总碱制法：热参500g，用95%乙醇（含0.1盐酸）渗滤，渗滤液回收乙醇，浓缩成稠膏约60g，加淀粉等量混合烘干，研末即成。先将脐用温水洗净擦干，取上述药物200mg敷于脐窝中，盖以软纸片，上用药棉，轻轻压紧，外用胶布固封，5～7天换药1次。

功效主治 温肺化痰。适用于慢性支气管炎咳嗽。

（九）脐丹粉

药物组成 防风、黄芪、肉桂各等分。

取　　穴 神阙。

制法用法 上述材料共研细末备用。先用医用酒精棉球消毒神阙穴，趁湿撒药粉0.5g于穴位上，外以4cm×4cm的胶布固定，胶布过敏者改用棉纱覆盖，绷带固定。每隔3天换药1次，5~7次为1个疗程，可连续用2~4个疗程。

功效主治 温肺化痰。适用于急慢性支气管炎的预防和治疗。

（十）支气管哮喘方

药物组成 麻黄10g，石膏10g，半夏10g，甘草10g，金银花10g，板蓝根10g，桑白皮10g，鱼腥草10g，瓜蒌10g，生姜、葱白适量。

取　　穴 神阙，可配合敷贴大椎、天突、膻中。

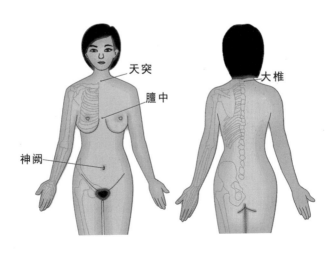

制法用法 上述药物研为碎末，葱白捣烂，姜汁调成糊状，敷脐上，然后用热水袋熨脐30分钟，3～6小时取下药物，每日治疗1次。

功效主治 温肺化痰。适用于风热型哮喘。

注意事项

支气管哮喘重在预防，寒温应适宜，远离过敏原，如花粉、气味、宠物、各种化学物质以及一些容易过敏的食物。要根据患者不同的心理、思想状态进行耐心细致地解释，解除其紧张疑虑心理，让患者获得信心，积极治疗。

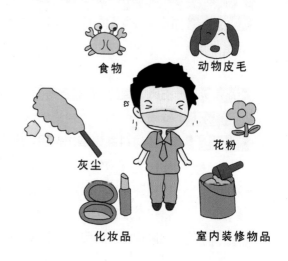

食物　动物皮毛
灰尘　花粉
化妆品　室内装修物品

第八节 失眠

失眠又称"不寐"，是以经常无法获得正常睡眠为特征的一类病证，主要表现为睡眠时间、深度的不足，轻者入睡困难，或寐而不酣，时寐时醒，或醒后无法再寐，重者彻夜不寐，常影响人的正常工作、生活、学习和健康。

临床表现

（1）心脾两虚型　症状为难以入睡，多梦易醒，心悸健忘，神疲乏力，饮食减少，面色无华；舌淡，苔薄白，脉细弱。

（2）心肾不交型　症状为心烦不眠，头晕，耳鸣，多梦，五心烦热，遗精，腰酸，健忘；舌红，脉细数。

（3）阴虚火旺型　症状为性情急躁，多梦，惊恐易醒，头痛，胁肋胀痛，手足心发热，盗汗，口苦，咽干；舌红，脉弦。

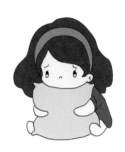

（4）胃腑不和型　症状为失眠，胃脘胀闷不适，嗳气，大便不畅；舌苔厚腻，脉滑。

（5）心胆气虚型　症状为失眠，夜卧不宁，心悸，闻声音则惊恐；舌苔薄白，脉弦细。

脐疗法

（一）珍珠散

| 药物组成 | 珍珠层粉、丹参粉、硫黄粉、冰片各等量。 |

取　穴　神阙。

制法用法　将前3味药混合，与冰片同研和匀，储瓶备用，密封保存。取药末适量，纳入肚脐，使之与脐平，胶布固定即可。5~7日换药1次。

功效主治　平肝，养血，安神。适用于失眠。

（二）朱珀安神丹

药物组成　朱砂10g，茯神10g，丹参15g，琥珀12g，酸枣仁12g。

取　穴　神阙。

制法用法　上述药物共研细末，和匀，储瓶备用。取药粉2~5g，用蜂蜜调为糊膏状，敷于肚脐上，上盖纱布，以胶布固定。每日换药1次。

功效主治　养血安神。适用于烦躁、失眠。

（三）脐疗安神散

药物组成　丹参15g，白芍15g，朱砂7g，酸枣仁（炒）9g，远志9g，首乌藤30g，冰片3g。

取　穴　神阙。

制法用法　上述药物共研细末，和匀，储瓶备用，密封保存。每取本散10~15g，通常以适量童便，调和成糊膏状，敷于肚脐上，外以纱布覆盖，用胶布固定。每日换药1次。如兼证显著时则加用他药。因肾阴虚致心肾不交者，可用熟地黄25g，川黄连9g，煎水取浓汁；痰湿不寐者，可用半夏、胆南星各9g，陈皮6g，茯神15g，煎水取浓汁；惊恐不寐，可用钩藤9g，珍珠粉、生龙骨、生牡蛎各15g，煎水取浓汁；心脾血虚者，可用归脾汤加减内服，并取汁；产后、病后、气血虚弱者，可用八珍汤加减内服，并取汁。然后与本散调匀敷于肚脐上进行治疗。

功效主治 养血安神。适用于失眠（神经衰弱）。对神经衰弱引起的失眠疗效明显。

（四）菖蒲郁金散

药物组成 石菖蒲6g，郁金6g，枳实6g，沉香6g，炒酸枣仁6g，朱砂2g，琥珀2g。

取　穴 神阙。

制法用法 上述药物共研细末，混匀，储瓶备用。取药末6～10g，纳入肚脐，滴适量生姜汁，外盖纱布，以胶布固定。24小时换药1次。1周为1个疗程。

功效主治 通窍，理气，安神。适用于各种原因引起的顽固性失眠。

（五）味元丹

药物组成 五味子100g，玄参100g，丹参100g，党参50g，淫羊藿50g，黄连粉50g，肉桂粉50g。

取　穴 神阙。

制法用法 先将前5味药加3000ml水浸泡2小时，再煎30分钟，取滤液，继续加水复煎1次，两次滤液混合，文火浓缩成稠液，加入肉桂、黄连粉和匀，烘干压粉，储瓶备用，密封保存。取药粉0.5～1.0g，纳入肚脐，上压一干棉球，以胶布固定。24小时换药1次。用5日停2日，1周为1个疗程。连用1～4个疗程。

功效主治 温肾清心，养心安神。适用于失眠。

（六）六味安神膏

药物组成	紫丹参15g，白芍15g，首乌藤15g，朱砂8g，酸枣仁10g，远志 10g。
取　穴	神阙。
制法用法	上述药物共研细末，储瓶备用。临睡前取本散15g，以适量童尿调和 成糊状，外敷于肚脐处，上盖纱布，以胶布固定。每日换药1次。
功效主治	活血养阴，宁心安神。适用于失眠（心脾两虚型）。

（七）菖志参黄散

药物组成	硫黄20g，丹参20g，远志20g，石菖蒲20g。
取　穴	神阙。
制法用法	上述药物共研极细末，储瓶备用。用时取适量药末，用白酒调成糊 状，于每晚睡前贴敷肚脐上，上盖纱布，以胶布固定。每日换药1次。
功效主治	养血安神。适用于失眠。

（八）失眠方

药物组成	黄连5g，肉桂5g，人参10g，玄参10g，生地黄10g，五味子10g， 远志10g，酸枣仁10g，合欢皮10g。
取　穴	神阙，可配合敷贴心俞、肾俞。

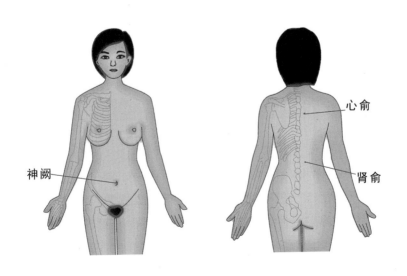

制法用法	上述药物研为碎末，取药适量，盐水调成糊状，敷脐上，然后用热水袋熨脐30分钟，3~6小时取下药物，每日治疗1次。
功效主治	宁心安神。适用于心肾不交型失眠。

注意事项

失眠易引起血压、心率、心律、食欲、大小便等方面的变化，因此对本病的治疗应重视。患者应建立合理的作息制度，晚间少用脑，生活有规律，适当参加体育锻炼，增强体质。

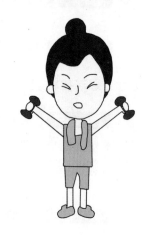

第九节 胃痛

胃痛，又称为胃脘痛，是指以上腹胃脘部近心窝处疼痛为症状的病证。往往伴有食欲不振，痞闷或胀满，恶心呕吐，吞酸嘈杂等症状。胃痛多是由外感寒邪、饮食所伤、情志不畅和内伤脾胃不足等病因而引发。胃痛病位在胃，常与肝、脾等脏有密切关系。

临床表现

胃痛应辨寒热虚实，在气在血，及兼夹证。

（1）辨寒热　寒性凝滞收引，可导致气机凝滞而作痛，寒有虚实之别，实证多属于寒邪犯胃，多见胃痛暴作，疼痛剧烈而拒按，且有喜暖恶凉，苔白，脉弦紧等特点；脾胃阳虚型虚寒胃痛，多隐隐作痛，喜温喜按，遇冷加重，四肢不温，舌淡苔薄，脉弱。热结火郁，胃气失和型胃痛，多为灼痛，痛势急迫，伴有烦渴喜饮，喜冷恶热，便秘溲赤，舌红苔黄少津，脉弦数。

（2）辨虚实 胃痛且胀，大便秘结不通者多属实，痛而不胀，大便溏薄者多属虚，喜凉者多实，喜温者多虚，拒按者多实，喜按者多虚，食后痛甚者多实，饥而痛增者多虚，痛剧固定不移者多实，痛缓无定处者多虚，新病体壮者多实，久病体虚者多虚，脉实者多实，脉虚者多虚。

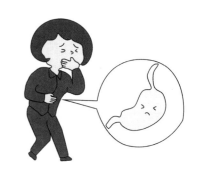

（3）辨气血 初痛在气，久痛在血；在气者胃胀且痛，以胀为主，痛无定处，时痛时止，触之无形；病属血分者，持续刺痛，痛有定处，夜间加重，舌质紫暗或有瘀斑，脉涩，或伴吐血、便血。

脐疗法

（一）温胃泥

药物组成 吴茱萸叶60g，橘子叶60g，香薷叶60g，大葱120g。

取 穴 神阙。

制法用法 上述药物共捣烂如泥，烘热，用纱布包裹，备用。取药袋趁热敷神阙穴，外用热水袋熨敷，每次30～60分钟。每日数次，痛止为度。

功效主治 温胃除湿止痛。适用于寒湿胃痛。

（二）温胃丸

药物组成 附子2g，肉桂2g，炮姜2g，小茴香2g，丁香2g，木香2g，香附2g，吴茱萸2g，麝香0.3g，生姜汁适量。

取 穴 神阙。

制法用法 上述药物除麝香外，其余药物共研成细粉，加入生姜汁调成厚膏状，制成龙眼大小的药丸备用。先取适量麝香（约0.1g）填入肚脐中，再将药丸压碎放到麝香上面，外以胶布贴紧。每日换药1次。10日为1个疗程。

功效主治 温胃散寒，理气止痛。适用于寒性胃痛。

（三）安胃熨

`药物组成` 当归30g，川椒30g，香附40g，白芷60g，艾叶200g。

`取　穴` 神阙。

`制法用法` 上述药物分作2份，各共研为粗末，备用。先取1份，炒热装布袋熨肚脐，冷则更换，反复熨敷。每次熨20分钟。每日熨2次，至治愈为止。

`功效主治` 温胃活血，理气止痛。适用于寒性胃痛、气滞胃痛、血瘀胃痛。

（四）清胃散

`药物组成` 黄连15g，黄芩15g，栀子15g，香附15g，淡豆豉15g，延胡索15g，甘草15g。

`取　穴` 神阙。

`制法用法` 上述药物共研细末，和匀，储瓶备用。取药末10g，用凉开水或生姜汁调和成糊膏状，敷于肚脐上，上盖纱布，以胶布固定。每日或隔日换药1次，至病愈为止。

`功效主治` 清胃，理气，止痛。适用于热性胃脘痛。

（五）良姜熨

`药物组成` 高良姜45g，干姜45g，荜茇25g，枳实12g。

`取　穴` 神阙、中脘、气海、涌泉。

`制法用法` 上述药物共研为粗末，加酒拌炒至热，分装数袋，备用。取药袋趁热熨敷肚脐及脐周、中脘、气海、涌泉等，反复热熨。每次30分钟。每日熨2次或3次。

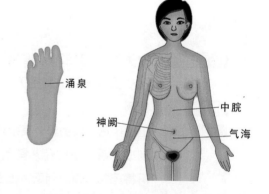

`功效主治` 温胃消食，理气止痛。适用于胃脘痛、食积腹痛等。

（六）麝香暖胃膏

药物组成 当归4g，白芷4g，乌药4g，小茴香4g，八角茴香4g，香附4g，木香2g，乳香1g，没药1g，丁香1g，肉桂1g，沉香1g，麝香0.15g。

取 穴 神阙。

制法用法 上述药物制成膏药（药店有中成药售）。取膏药，烘热软化，敷于肚脐上。

功效主治 暖脐活血，理气止痛。适用于寒凝气滞导致的胃腹疼痛或胀满腹泻等。

（七）温中散寒散

药物组成 吴茱萸50g，小茴香75g，干姜50g，公丁香50g，肉桂30g，胡椒5g，栀子20g，硫黄30g，荜茇25g。

取 穴 神阙。

制法用法 上述药物烘干，共研为细末，过筛，装瓶贮备。取适量药粉，加面粉少许，开水调成膏，纱布包裹，敷神阙穴，以胶布固定，外用暖水袋熨敷。贴药后局部呈蓝青色，不久可消失。

功效主治 暖脐活血。适用于脾肾阳虚，阴寒内盛导致的胃腹疼痛。

（八）萸桂姜陈散

药物组成 吴茱萸24g，肉桂20g，高良姜20g，陈皮15g。

取 穴 神阙。

制法用法 上述药物共研细末，储瓶备用。取适量药末，加入温开水调和如糊膏状，贴敷神阙，外用金仙膏贴封。每2～3日换药1次。金仙膏也可用普通膏药代替。

功效主治 温胃止痛。适用于寒性胃痛。

（九）健脾膏

药物组成 黄芪20g，山药20g，炙甘草20g，陈皮20g，黄连20g，吴茱萸20g，白豆蔻20g，益智仁20g，党参15g，木香15g，茯苓60g，半夏60g，香附60g，六神曲60g，麦芽60g，焦山楂60g，枳实60g，当归60g，白芍60g，白术120g。

取　穴　神阙、中脘。

制法用法　上述药物用麻油熬，黄丹收，备用。取膏药贴敷于神阙、中脘。每3～5日更换1次。

功效主治　健脾消食，理气止痛。适用于胃脘胀痛。

（十）柴胡疏肝散

药物组成　柴胡疏肝散10粒。

取　穴　神阙。

制法用法　柴胡疏肝散研碎，用适量水调泥。用75%乙醇消毒。上述药泥填入神阙。外敷少许食盐，铺平成圆形，直径2～3cm，然后用8cm×8cm胶布贴紧。每隔3天换药末1次。每天艾灸1次（药与艾之间放置一圆形金属盖），艾条长约1.5cm。7天为1个疗程，通常治疗2～3个疗程。

功效主治　理气止痛。适用于胃脘痛、食积腹痛等。

注意事项

（1）首先要纠正不良的饮食习惯。多食清淡，少食肥甘以及各种刺激性食物，如含乙醇和香料的食物。谨防食物中的过酸、过甜、过咸、过苦、过辛，不得使五味有所偏嗜。有吸烟嗜好的患者，应戒烟。

（2）饮食定时定量。长期胃痛的患者每日三餐或加餐均应定时，间隔时间要合理。急性胃痛的患者应尽可能少食多餐，平时应少食或不食零食，以减轻胃的负担。

（3）注意营养平衡，平时的饮食应供给富含维生素的食物，以利于保护胃黏膜和提高其防御能力，并促进局部病变的修复。

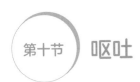

第十节　呕吐

呕吐是因胃失和降，胃气上逆，而出现以胃内容物经口吐出为主要临床表现的病证。通常以有物有声称为呕，有物无声称为吐，无物有声称为干呕。呕与吐常同时发生，很难截然分开，故并称为呕吐。

临床表现

呕吐食物残渣，或清水痰涎，或黄绿色液体，甚则兼夹少量血丝，一日数次不等，持续或反复发作。往往兼有脘腹不适，恶心纳呆，泛酸嘈杂等症状。

脐疗法

（一）栀茹散

药物组成　黄连15g，栀子15g，竹茹30g，丁香5g。

取　　穴　神阙。

制法用法　上述药物共研细末，和匀，储瓶备用。取药末10g，以大黄5g煎汤调和成糊状，敷肚脐处。每日换药1次。

功效主治　清胃止呕。适用于胃热呕吐。

（二）桂附鹳艾散

药物组成　桂枝12g，附子10g，老鹳草20g，艾叶30g。

取　　穴　神阙。

制法用法　上述药物共研细末，和匀，储瓶备用。取适量药末，敷于脐中，外用纱布覆盖，胶布固定。每日换药1次。

功效主治　温胃止呕。适用于呕吐。

（三）一粒珠

药物组成	五倍子30g，雄黄30g，枯矾15g，葱头5个，肉桂3g，麝香0.3g。
取　穴	神阙。
制法用法	上述药物共研细末，储瓶备用，密封保存。取本散适量，用白酒调和成糊膏状，敷于肚脐上，按平，以艾条隔药悬灸10～15分钟。
功效主治	温中通阳，收敛止呕。适用于呕吐、泄泻。

（四）旋赭散

药物组成	旋覆花、代赭石、姜半夏各等量。
取　穴	神阙。
制法用法	上述药物共研细末，和匀，储瓶备用。取药末10g纳于肚脐，按紧，上盖胶布封固。每日换药1次。
功效主治	降逆止呕。适用于各种呕吐（胃气上逆型）。

（五）丁香胡椒膏

药物组成	丁香5g，胡椒9g，酒曲3个，生姜汁适量。
取　穴	神阙。
制法用法	将上述药物共捣烂（或研末）如泥，加姜汁调成糊膏状，备用。取上述药膏加黄酒炒热，贴于肚脐上，上以纱布覆盖，用胶布固定。每日换药1次，至愈为止。
功效主治	温胃止呕。适用于胃寒呕吐。

（六）复方附姜熨

药物组成	附子3g，炮姜3g，厚朴3g，半夏3g，陈皮3g，当归3g，川椒3g。
取　穴	神阙。
制法用法	将上述药物混合，共研细末，入锅内炒热，用布包裹，备用。取上述药包，趁热熨于肚脐上，冷则再炒再熨，持续熨40分钟。每日2次或3次。
功效主治	温补止呕。适用于脾胃虚寒型呕吐。

（七）呕吐散

药物组成	大黄、丁香、甘草各等量。
取 穴	神阙、胃俞、中脘。
制法用法	上述药物共研为细末，储瓶备用。取药粉10g，撒在黑膏药中间（狗皮膏），敷于肚脐上，或配胃俞、中脘穴。每日换药1次。
功效主治	泻热降火，止呕吐。适用于胃中有热、食后即吐。

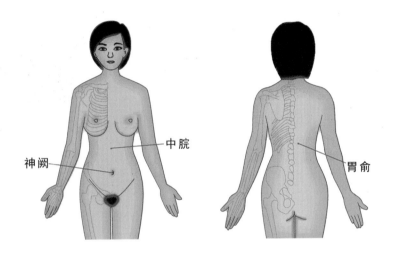

中脘

神阙

胃俞

（八）消滞止呕糊

药物组成	大黄6g，芒硝6g，枳实5g，丁香3g，伏龙肝10g。
取 穴	神阙。
制法用法	将前4味药共研细末，以伏龙肝煎汤，备用。取适量药末，以伏龙肝汤调和成糊状，贴敷肚脐上，外盖纱布，以胶布固定。每日换药1次或2次，至愈为止。
功效主治	消滞止呕。适用于食积呕吐。

（九）莱倍樱子膏

药物组成	莱菔子12g，五倍子12g，金樱子21g，葱白、生姜各适量。
取 穴	神阙。
制法用法	将前3味药共研细末，与生姜和葱白一同捣烂如膏状，备用。取上述药

膏6～9g，贴敷肚脐上，外以纱布覆盖，用胶布固定。每日换药1次。

功效主治 化食，收敛，止呕。适用于呕吐。

注意事项

（1）发生恶心呕吐的人可在床边常备饼干等简单零食。但千万不要吃得太饱，只要略微吃些填填肚子即可。

（2）发生了恶心呕吐的人觉得不舒服时，可喝点热茶或热牛奶；也可在热开水中加点柠檬汁。

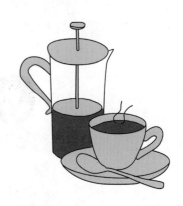

（3）发生了恶心呕吐的人进食后尽可能保持安静，多休息、少运动。多餐少量，避免吃油腻的食物，像辣椒等调味剂也要尽可能少吃，以免太刺激肠胃。

（4）发生了恶心呕吐的人要尽可能避免吃或闻可能会让自己觉得恶心的食物或气味。

第十一节 慢性胃炎

慢性胃炎是指不同病因引起的各种慢性胃黏膜炎性病变，是一种常见病，其发病率在各种胃病中居于首位。自纤维内镜广泛应用以来，对本病认识有显著提高。常见慢性浅表性胃炎、慢性糜烂性胃炎及慢性萎缩性胃炎。

临床表现

（1）**脾胃虚寒型** 症状为胃脘隐隐作痛，缠绵不断，喜暖喜按，食后症状缓解，时吐清水，纳呆，神疲乏力，手足不温，大便溏薄，小便清长；舌淡，苔薄白，脉细弱。

（2）脾胃阴虚型 症状为胃脘隐隐灼痛，烦躁思饮，口干咽燥，嘈杂灼热不适，头昏，失眠，纳呆，神疲乏力，大便干小便少，齿龈色黑或淡，咽部充血；舌浅绛，苔少或薄黄，脉弦细或细数。

（3）肝胃不和型 症状为胃脘撑胀作痛，痛连两胁，胸闷，嗳气，善太息，呕哕，口泛酸水或苦水，烦躁不安易激动，头昏，失眠多梦，大便不畅，便溏或干结，齿龈色暗或黑，咽部充血；舌淡红，苔薄黄或薄白，脉弦。

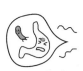
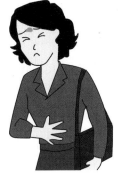

（4）瘀血阻络型 症状为胃脘痛如刀割或针刺，痛处固定或钝痛或胀痛，拒按，嗳气，善叹息，嘈杂泛酸，或见呕血、便血，齿龈色暗或黑，咽部充血；舌紫暗或见瘀斑，苔薄，脉沉或沉细。

脐疗法

（一）胃炎膏

药物组成 姜黄3份，香附3份，穿山甲（代）3份，虻虫1份，九香虫2份，刺猬皮5份，乳香4份，凡士林适量。

取 穴 神阙。

制法用法 将上述前7味药共研为极细末，过7号筛，用凡士林调成软膏状，备用。用时每取2g填入脐窝，纱布覆盖，胶布固定。每日换药1次。将五肽胃泌素100μg，早饭前30分钟肌内注射。每日1次；第3周，隔日1次；第4周，每周2次；第5~13周，每周1次，连用2个疗程。口服红参汤，连用6个月。

功效主治 理气活血，通络止痛。适用于萎缩性胃炎。

（二）二乌山栀散

药物组成 白芥子20g，山栀子20g，白芷10g，甘遂10g，川乌10g，草乌10g，芦荟10g，杏仁10g，桃仁10g，使君子10g，草决明10g，皂角10g，红花10g，细辛5g，白胡椒5g，冰片2g。

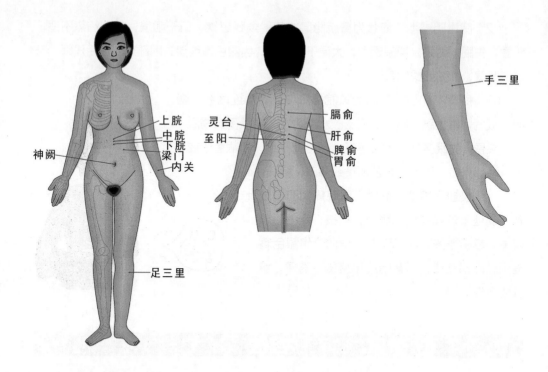

取 穴 中脘、上脘、下脘、神阙、梁门、灵台、至阳、脾俞、胃俞、膈俞、肝俞、内关、足三里、手三里等。

制法用法 共研细末，储瓶备用，密封保存。用时取药末适量，用鲜姜汁调成软膏状，摊在方形硬纸上。每块用量小儿3～5g，成人5～8g。贴于穴位，以胶布固定。48～72小时换穴换药，每次选6～10个穴位。

功效主治 温中散寒，活血止痛。适用于慢性胃炎。

（三）失笑散

药物组成 五灵脂10g，蒲黄10g，延胡索10g，青皮10g，砂仁10g。

取 穴 神阙，可配合敷贴天枢。

制法用法 上述药物研为碎末，取药适量，白酒调成糊状，敷脐上，然后用热水袋熨脐30分钟，3～6小时取下药物，每日治疗1次。

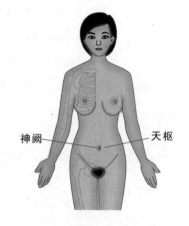

功效主治 活血止痛。适用于瘀血阻络型胃炎。

（四）慢性胃炎方

| 药物组成 | 沙参10g，麦冬10g，玉竹10g，生地黄10g，竹叶10g，石膏10g，人参10g，半夏10g，甘草10g，粳米、冰糖适量。 |

药物组成　沙参10g，麦冬10g，玉竹10g，生地黄10g，竹叶10g，石膏10g，人参10g，半夏10g，甘草10g，粳米、冰糖适量。

取　　穴　神阙，可配合敷贴太溪。

制法用法　上述药物研为碎末，取药适量，蜂蜜调成糊状，敷脐上，然后用热水袋熨脐30分钟，3～6小时取下药物，每日治疗1次。

功效主治　活血止痛。适用于脾胃阴虚型胃炎。

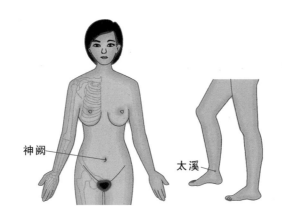

神阙　　太溪

注意事项

（1）避免食用坚硬、粗糙、纤维过多和不易消化的食物，还须避免过酸、过辣、香味过浓、过咸和过热的食物。食物宜营养丰富而又易于消化。

（2）养成低盐饮食习惯。

（3）进食时应细嚼慢咽，与唾液充分混合。

（4）进食要定量和少食多餐。

（5）安排有规律的生活作息时间，不能晚起或过度劳累。

（6）避免在情绪紧张、愤怒、抑郁、过分疲劳时勉强进食。

（7）如患者突然出现大量呕血或黑粪，且有冷汗和脉速、血压波动，应立即送医院诊治。

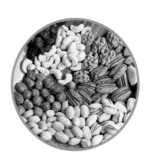

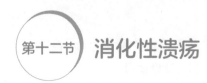 消化性溃疡

消化性溃疡包括胃溃疡和十二指肠溃疡，属于中医学"胃脘痛"范畴，是临床常见病，病程缠绵，根治较难。

临床表现

临床可见上腹部疼痛，反复发作。或胀痛，或灼痛，或刺痛、隐痛，或伴嘈杂、吞酸、恶心、呕吐、消化不良等症状。胃溃疡疼痛往往在食后半小时发作，其压痛点多在正中或偏左侧；十二指肠溃疡痛一般在食后2小时发作，压痛点多偏右侧。拒按多实，喜按多虚，喜冷多热，喜热多寒。

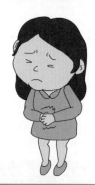

脐疗法

（一）八味溃疡膏

药物组成 吴茱萸30g，高良姜30g，白及30g，五倍子30g，白胡椒15g，细辛15g，砂仁20g，沉香20g。

取 穴 神阙、涌泉。

制法用法 将上述药物烘干，共研细末，和匀，储瓶备用。取药末16g，以适量食醋调和成糊膏状，外敷于神阙和涌泉（双）上，上盖纱布，以胶布固定。每日或隔日换药1次。

功效主治 温补脾肾，理气止痛，收敛生肌。适用于消化性溃疡。

（二）生肌止痛散

药物组成	三七60g，血竭60g，煅瓦楞子60g，川黄连60g，儿茶150g，延胡索150g，生石膏300g，白及300g，白芍300g，甘草100g。
取　穴	中脘、神阙、胃俞、大肠俞。
制法用法	上述药物共研细末，和匀，储瓶备用，密封保存。取药末适量，用米醋调和成糊膏状，分别敷于中脘、神阙、胃俞、大肠俞，上盖纱布，以胶布固定。每日换药1次。10次为1个疗程。
功效主治	活血祛腐，消炎生肌，制酸解痉，理气止痛。适用于胃及十二指肠溃疡。

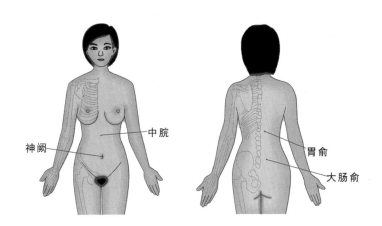

（三）溃疡膏

药物组成	生附子30g，巴戟天30g，炮姜30g，炒小茴香30g，白芷30g，白及30g，白芍（炒）30g，官桂21g，党参15g，白术15g，当归15g，吴茱萸15g，白茯苓15g，高良姜15g，甘草15g，木香12g，丁香12g，沉香末9g，麝香1g。
取　穴	中脘、神阙、脾俞。
制法用法	将上述前17味药粉碎，把麻油加热至沸后，置入诸药炸枯，过油去渣，再熬炼成膏状至滴水成珠为度，放入黄丹收膏，兑入麝香、沉香捣搅均匀，制成膏药，备用。取膏药温化，趁热贴敷于中脘、神阙、

脾俞（双）。每日换敷1次。上3穴可以交替贴敷（中脘、左脾俞和神阙、右脾俞），也可同时贴敷。

功效主治 健脾温胃，祛腐生肌，缓急止痛。适用于胃及十二指肠溃疡。

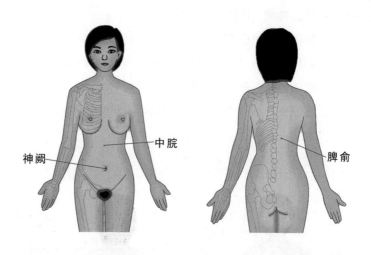

神阙　中脘　脾俞

注意事项

（1）严格遵医嘱服药。服药期间，注意饮食需清淡，忌生冷、辛辣及油腻食物，并保持心情愉悦。慎用对胃肠有刺激的药物，如阿司匹林、红霉素、皮质激素等，避免诱发胃脘痛及出血。

（2）宜定时定量、少食多餐、以软烂为宜，胃酸过多者，不宜食酸性食品。切勿饥饱不一，冷热不均，暴饮暴食。忌烟、酒、浓茶、咖啡等刺激性食物。

（3）加强锻炼，可参加适当的健身运动。

（4）起居有节，确保充足睡眠，根据气候变化，适当增减衣被。注意胃脘部保暖，防止受凉而诱发胃脘痛。可采用指压止痛的方法，缓解身体痛苦和精神压力。

（5）心情舒畅，克制情绪波动。

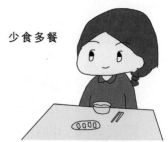

少食多餐

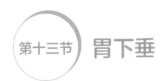

第十三节　胃下垂

胃下垂是因为膈肌悬吊力不足，支撑内脏器官的韧带松弛，或腹内压降低，腹肌松弛，造成站立时胃大弯抵达盆腔，胃小弯弧线最低点降到髂嵴连线以下。通常伴有十二指肠球部位置的改变。

临床表现

（1）脾虚气陷　症状为面色萎黄，不思饮食，食后脘腹胀闷，嗳气不舒，困乏无力，形体瘦削，气短懒言。舌淡苔白，脉象缓弱。夹有痰饮，则水走肠间，漉漉有声；如为虚寒，隐痛绵绵，喜温喜按，泛吐清涎；若挟瘀血，舌质略紫，可见瘀斑瘀点；如兼肝郁，脘闷胁胀，嗳气呕逆。

（2）胃阴不足　症状为面色略红，胃脘或胀或痛，胃中灼热，口燥咽干，烦渴思饮，饥不欲食，口苦口臭，大便干结，小便黄赤。舌质红少津，或有裂纹，无苔，脉细数或细涩；兼有瘀血，舌质紫红，舌下静脉显露，不思饮水；兼气滞，脘腹堕胀，气虚，乏力神疲。

脐疗法

（一）益气吹脐法

药物组成　党参15g，黄芪15g，白术15g，甘草15g，当归15g，陈皮15g，升麻15g，柴胡15g。

取　穴　神阙。

制法用法　上述药物加水煎汤取液，备用。将药液置肚脐部，以电吹风吹肚脐部。每日1次，每次15分钟。或将药研为细末，每取10g，填肚脐或用水调敷肚脐，上盖胶布，用热水袋熨敷。

功效主治 健脾，益气，升提。适用于胃下垂。

（二）升陷散

药物组成 炙黄芪30g，升麻9g，五倍子5g。

取　穴 神阙。

制法用法 上述药物共研细末，储瓶备用。取药末10g，另外用半夏、茯苓各9g，煎水取汁，用少许药粉调为糊膏状，贴敷肚脐，外加纱布覆盖，胶布固定，或加用热水袋熨敷。每日早、中、晚各热熨1次，每次20～30分钟。隔日换药1次。其余煎汤内服。

功效主治 益气健脾，升陷复位。适用于胃下垂（脾胃虚弱型）。

（三）升垂熨

药物组成 生黄芪100g，党参100g，山茱萸100g，吴茱萸30g，干姜30g，升麻20g，柴胡20g。

取　穴 神阙。

制法用法 将上述药物共研为粗末，备用。每取上述药末1/2，炒热或蒸热，装入布袋，外熨肚脐部，每次熨30分钟。每日熨1次或2次。

功效主治 健脾温中，益气升提。适用于胃下垂。

（四）榴升膏

药物组成 石榴皮30g，升麻粉5g。

取　穴 神阙。

制法用法 将上述药物混匀，共捣烂如泥，制成1cm圆球形药丸，备用。取1粒药丸纳入神阙穴，用胶布固定，再以热水袋熨肚脐部，每次30分钟以上。每日熨3次。10日为1个疗程。

功效主治 收敛升提。适用于胃下垂。

（五）温提膏

药物组成 附子120g，五倍子90g，大麻子150g，细辛10g。

取　穴 涌泉、百会、神阙。

制法用法　将上述药物分别捣烂，混合研匀，装瓶备用。先用生姜将涌泉、百会、神阙摩擦至发热，再取上述药末适量，用黄酒或温水调成膏状，做成直径1~1.5cm的药饼，分别贴敷于涌泉（双）及百会、神阙上，外以伤湿膏固定。每2日换药1次。3次为1个疗程。

功效主治　温提胃垂。适用于胃下垂。

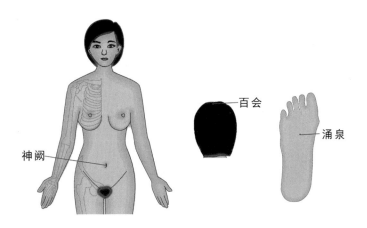

（六）升提散

药物组成　五味子15g，菟丝子15g，蓖麻子15g，枳壳9g，升麻5g。

取　穴　神阙。

制法用法　上述药物共研细末，和匀，储瓶备用。取药粉10g，放入3片生姜捣烂，用少许米醋共调和为糊膏状，贴敷肚脐处，上盖纱布，以胶布固定。每日换药1次。

功效主治　温肾益气升提。适用于胃下垂。

注意事项

（1）保持乐观愉快的情绪。长期精神紧张、焦虑、烦躁、悲观等，会使得大脑皮质兴奋和抑制过程的平衡失调，因此需要保持愉快的心情。

（2）生活节制且注意休息、劳逸结合，生活有序，保持乐观、积极、向上的生活态度对预防疾病有极大的帮助。做到茶饭有规律，生存起居有常、不过度劳累、心境开朗，养成良好的生活习惯。

（3）合理膳食可多食用一些高纤维素以及新鲜的蔬菜和水果，营养均衡，如蛋白质、糖、脂肪、维生素、微量元素和膳食纤维等必需的营养素，荤素搭配，食物品种多元化，充分发挥食物间营养物质的互补作用，对于预防此病也有帮助。

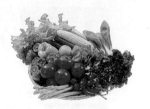

第十四节 膈肌痉挛（呃逆）

膈肌痉挛也叫呃逆病或胃神经症，属膈肌功能障碍性疾病，系呃逆，吸气时声门突然闭合产生一种呃声，这种膈肌异常的收缩运动是因迷走神经和膈神经受到刺激所引起。

临床表现

（1）胃寒呃逆 症状为呃声沉缓有力，胸膈及胃脘胀闷，得热则减，遇寒加重，进食减少，口淡不渴；舌苔白，脉迟缓。

（2）胃热呃逆 症状为呃声洪亮有力，冲逆而出，口臭烦渴，多喜饮冷，腹胀便秘，小便短赤；舌苔黄燥，脉滑数。

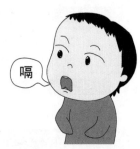

（3）气滞呃逆 症状为呃逆连声，常因情志不畅而诱发或加剧，胸闷胁痛，腹胀食少，嗳气肠鸣；舌苔薄白，脉弦。

（4）阴虚呃逆 症状为呃声短促而不得续，口干咽燥，烦躁不安，不欲饮食，食后饱胀，大便干结；舌红苔少而干，脉细数。

（5）阳虚呃逆 症状为呃声低长无力，气不得续，泛吐清水，腹胀不舒，喜温喜按，手足不温，食少乏力，大便稀烂；舌淡苔薄白，脉细弱。

脐疗法

（一）赭沉散

药物组成 生赭石30g，沉香15g，法半夏15g。

取　穴 中脘、神阙。

制法用法 上述药物共研细末，储瓶备用。取药末20g，用生姜汁调匀成膏，敷于中脘、神阙穴上，外以纱布盖上，用胶布固定。每日换药1次。

功效主治 降逆止呃。适用于各种原因引起的呃逆。

（二）丁柿韭枳散

药物组成 丁香、柿蒂、韭菜子、枳壳各等量。

取　穴 神阙。

制法用法 上述药物共研细末，储瓶备用。取药末10g，以食醋调成糊膏状，涂敷肚脐上，上盖纱布，以胶布固定。每日换药1次，中病即止。

功效主治 温胃活血，理气降逆。适用于胃寒呃逆。

（三）二香萸姜散

药物组成 丁香15g，沉香15g，吴茱萸15g，生姜汁、蜂蜜各适量。

取　穴 神阙。

制法用法 上述药物共研细末，和匀，储瓶备用。取适量药末，加入生姜汁、蜂蜜调和成糊膏状，贴敷于肚脐处，外以纱布覆盖，用胶布固定。每日换药1次。

功效主治 温胃，降逆，止呃。适用于顽固性呃逆。

（四）丁香姜附散

药物组成 丁香12g，木香12g，干姜12g，附子12g，羌活12g，小茴香12g，食盐适量。

取　穴 神阙。

制法用法 将前6味药混合共研细末，和匀，储瓶备用。取适量药末，以温开水调和成糊膏状，敷于肚脐上，盖以纱布，用胶布固定。再将食盐炒热，用布包裹，趁热熨贴肚脐，冷则再炒再熨，持续40分钟。每日2次或3次。

功效主治 温脾回阳，理气止呃。适用于虚寒呃逆。

（五）丁桂沉香散

药物组成 母丁香15g，附子15g，肉桂15g，沉香15g，干姜6g，食盐、麦麸各适量。

取穴 神阙。

制法用法 将前5味药混合共研细末，和匀，储瓶备用。取适量药末，填满肚脐，盖以纱布，用胶布固定。再将食盐和麦麸合入锅内炒热，用布包裹，趁热熨贴肚脐处，冷则再炒再熨。每日换药1次。

功效主治 温补脾胃，降逆止呃。适用于呃逆（脾胃阳虚型）。

（六）复方丁香散

药物组成 公丁香10g，母丁香10g，刀豆壳10g，柿蒂10g，官桂10g，面粉、黄酒各适量。

取穴 神阙、肾俞（双）。

制法用法 上述药物共研细末，和匀，储瓶备用。取适量药末，加入面粉适量拌匀，以黄酒调匀，软硬适中，制成3个小圆形药饼，分贴于肚脐、肾俞（双）上，盖以纱布贴紧固定。每日换药1次。10日为1个疗程。

功效主治 温胃，降逆，止呃。适用于呃逆。

（七）三味止呃散

药物组成 芒硝、胡椒、朱砂各适量。

取穴 神阙。

制法用法 上述药物共研细末，分装备用。外敷于肚脐。

功效主治 降逆，止呃。适用于呃逆。

注意事项

保持精神舒畅愉快，避免抑郁、过喜、暴怒等精神刺激；饮食应清淡，忌食生冷、辛辣、肥腻甘味；避免饥饱不一、暴饮暴食。对于呃逆反复不愈，伴有胸脘灼痛、吞咽困难、消瘦乏力等症状的患者，需进一步检查相关项目，如纤维食管镜、X线检查等，以排除食管恶性病变。

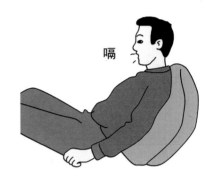

第十五节　腹痛

腹痛病变部位较广，这里是指肚脐以下、耻骨以上部位发生的腹痛。腹痛是临床常见病，无论男女老幼都能发病。本病可单独出现，且多发于其他疾病中。

临床表现

以胃脘以下、耻骨毛际以上部位疼痛为主要表现，其疼痛性质各异，但往往不甚剧烈。起病多缓慢，其痛发或加重常与饮食、情志、外伤、受凉等因素有关。腹部按之柔软，压痛较轻，无肌紧张和反跳痛。

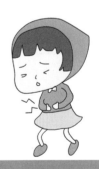

脐疗法

（一）八香散

药物组成　当归120g，白芷120g，小茴香120g，八角茴香120g，香附120g，木香60g，乳香30g，没药30g，母丁香30g，肉桂30g，沉香30g，麝香4.5g。

取　穴　神阙、天枢（双）、中脘、关元。

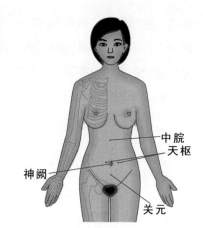

制法用法 上述药物共研极细末，和匀，储瓶备用，密封保存。取药末25g，以水调匀成糊膏状，分贴于肚脐、天枢（双）、中脘及关元穴上，上盖纱布，胶布固定。隔日换药1次。

功效主治 温经散寒，活血化瘀，理气止痛。适用于寒凝腹痛。

图标注：中脘、天枢、神阙、关元

（二）复方草乌膏

药物组成 干蟾皮10g，公丁香10g，大草乌10g，小草乌10g，大叶山楂10g，木姜子10g，马蹄香10g，吴茱萸10g，蛇参10g，臭参10g，法半夏10g。

取 穴 神阙、关元。

制法用法 用香油将上述药物浸泡数日，然后熬至药物焦枯，将药渣捞出，研细末，黄丹收膏，备用。用时取药膏敷贴于神阙穴、关元穴。每2日换药1次。

功效主治 补火暖土，温中散寒，行气止痛。适用于中寒腹痛。

（三）五香贴

药物组成 木香12g，丁香12g，沉香12g，香附12g，小茴香12g，陈皮12g，赤芍12g，生姜6g。

取 穴 神阙、阿是穴。

制法用法 上述药物共研细末，备用。取上述药末，炒热后贴敷肚脐及腹痛处。每日2次。

功效主治 理气止痛。适用于气滞腹痛。

（四）花椒贯楝膏

药物组成 花椒15g，贯众30g，苦楝皮30g。

取 穴 神阙。

制法用法 上述药物加水煎煮，去渣，将药汁浓缩成膏状，备用。取适量药膏，贴敷肚脐上，上盖纱布，以胶布固定。每日1次或2次，中病即止。

功效主治　杀虫止痛。适用于虫积腹痛。

（五）腹痛散

药物组成　肉桂6g，干姜6g，炒延胡索6g，广木香3g。

取　穴　神阙。

制法用法　上述药物共研极细末，储瓶备用，密封保存。取本散1.5～2g，撒入肚脐；或用食醋调匀，搓成药饼，贴敷肚脐，外以纱布覆盖，用胶布固定。每日换药1次。

功效主治　温中散寒，理气止痛。适用于风寒凝气滞（无论外寒或内寒）型腹痛。

（六）消胀糊

药物组成　厚朴2g，枳壳2g，香附1g，柴胡1g，半夏1g，茯苓1g，姜汁少量。

取　穴　神阙。

制法用法　上述药物共研细末，和匀，以生姜汁调和成糊状，备用。取上述药糊（1次量），贴敷于神阙穴，外以纱布覆盖，用胶布固定。每次12～18小时。每日1次。

功效主治　理气，消胀，止痛。适用于食积痞满、脘腹胀痛。

（七）大黄石膏散

药物组成　生大黄30g，生石膏30g。

取　穴　神阙。

制法用法　上述药物共研细末，和匀，储瓶备用。取药末10g，以桐油调成糊膏状，直接敷于肚脐上，上盖纱布，用胶布固定。每日换药1次。

功效主治　通腑泄热止痛。适用于实热腹痛。

（八）加味失笑散

药物组成　五灵脂、蒲黄各等量，麝香0.3g（如无麝香可用公丁香代之）。

取　穴　神阙。

制法用法　将五灵脂、蒲黄共研为细末，麝香另研细末，备用。先取麝香0.15g纳入肚脐，再兑入失笑散3～5g，按紧，外盖以纱布，胶布固定。每日换药1次。

功效主治 活血，化瘀，止痛。适用于瘀滞腹痛。

（九）腹痛膏

药物组成 补骨脂30g，吴茱萸30g，煨豆蔻30g，附子30g，五灵脂30g，炒蒲黄30g，赤石脂30g，罂粟壳30g，五味子20g，白芍20g，乌药60g。

取　穴 神阙。

制法用法 上述药物共研细末，用黄酒或温水调成糊膏状，备用。取药膏10～15g，敷于肚脐上，上盖纱布，以胶布固定，再将热水袋压敷热熨。隔日换药1次，热熨每次30分钟。

功效主治 温补脾肾，活血化瘀，理气止痛。适用于虚寒性腹痛。

（十）安环止痛膏

药物组成 血竭3g，乳香3g，没药3g，香附末4g，大黄1g，冰片1g，葱白15g。

取　穴 神阙。

制法用法 先将前6味药共研为细末，再入葱白同捣烂如泥状，备用。取药膏1/2贴肚脐上，上覆牛皮纸、纱布，以胶布固定。贴10日后换药1次。20日为1个疗程，可连用3个疗程。

功效主治 活血化瘀，理气消炎。适用于上环后腹痛。

（十一）灵蒲延冰散

药物组成 五灵脂、蒲黄、延胡索、冰片各适量。

取　穴 神阙。

制法用法 上述4味药，进行炮制，按6：6：6：1配方，共研细粉，过80目筛，装瓶密封备用。用75%乙醇消毒肚脐。取药粉0.3～0.9g，陈醋调成糊状，纳入脐内。外用麝香止痛膏固定，每次3小时，每日3次。急性疼痛者，可适量增加贴敷次数或延长贴敷时间；疼痛剧烈者，加用热水袋温敷或用吹风机吹热风，以加快药物的渗透。

功效主治 行气通络，清热止痛。适用于腹痛。

（十二）腹痛方（一）

取　　穴　神阙。

制法用法　用单纯拔罐法。留罐15～20分钟。每日1次。或罐后加敷肚脐部（方药为胡椒1.5～2g或干姜、木香各等量，共研为细末，每取1.5～2g填脐，以胶布固定。每日换药1次）。拔罐后，取食盐摊在肚脐上，厚约0.3cm，直径2～3cm，然后上置艾炷1壮，点燃灸之，等到烧至刚有温热感时用汤匙压灭其火。

功效主治　温经散寒，通络止痛。适用于各种腹痛。

（十三）腹痛方（二）

取　　穴　中脘、神阙、天枢、合谷、足三里。

制法用法　①用艾炷隔姜灸（或神阙穴隔盐灸）。各灸3～10壮。每日灸1次或2次。②用艾条温和灸。各灸10～15分钟。每日灸1次，中病即止。

功效主治　理气止痛。适用于寒凝腹痛、虚寒性腹痛。

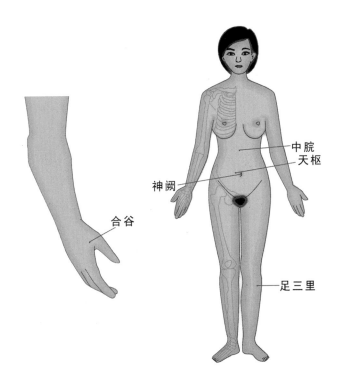

合谷

中脘
天枢
神阙
足三里

（1）少纤维、低脂肪食物具有促进肠蠕动、刺激肠壁的作用，但不易消化，对肠道不利，因此应限制。多油及脂肪类食物，除不易消化外，其滑肠作用又可使腹泻加剧，所以油炸、烹调、油煎及肥肉类和食用油需控制用量。

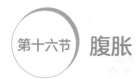

（2）注意补充蛋白质及维生素。在日常饮食中可选用一些易消化的优质蛋白质食品，如鱼、蛋、豆制品及富含维生素的新鲜嫩叶菜等。宜食用菜汁，以减少纤维的摄入，因为腹痛患者的消化吸收功能差，应采用易消化的半流少渣饮食、少量多餐的方法，以加强营养，改善症状。腹痛急性发作时，应予以粥类、精米面类、鱼虾、蛋及豆制品和易消化的食物，以使肠道得以休息。

（3）腹痛若有脱水低钠现象时，应及时补充淡盐水，食用菜叶汤以补充水、盐及维生素的丢失。

（4）排气、腹泻过强时，应少食糖和易产生发酵的食物，如薯类、豆类、牛奶等。

第十六节　腹胀

腹胀常见于其他疾病（如急性肠炎、肝病、胃病、小儿疳积、术后等）中，或与腹痛并见，通常单纯性腹胀甚少。

（1）气滞腹胀　患者自觉上腹部胀满堵塞，累及肝区和后背，甚则因胀致痛，每因生气或情志刺激诱发或加剧，伴有烦躁易怒，恶心呕吐，食少嗳气，甚至吞酸等。

（2）湿热腹胀　胃脘少腹胀满，甚至满腹胀满，持续不能缓解，多吃油腻则加重，伴有烦躁，口渴不想喝水，头晕不清、恶心、厌油腻，大便黏滞不爽，放屁恶臭、小便黄赤等。

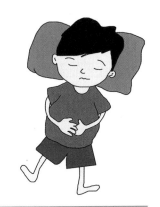

脐疗法

（一）虚胀散

药物组成　党参30g，白术30g，茯苓30g，麦芽10g，神曲10g，厚朴15g，枳壳（炒）15g，三棱6g。

取　穴　中脘、神阙。

制法用法　上述药物共研细末，和匀，储瓶备用。取药末25g，以食醋调成糊状，敷于中脘、神阙穴上，外盖纱布，以胶布固定。每3日换药1次。5次为1个疗程。

功效主治　健脾消胀。适用于脾虚腹胀。

（二）黄槟散

药物组成　大黄6g，槟榔20g，木香3g，当归5g。

取　穴　神阙。

制法用法　共研细末，储瓶备用。用时取适量药末，用米醋调成糊状，敷脐，外用伤湿止痛膏固定。每日1次。

功效主治　凉血活血，理气消胀。适用于腹部术后肠粘连，因肠道蠕动受阻引起的腹胀。

（三）消胀散

药物组成　川厚朴、炒枳壳各等分。

取　穴　神阙。

制法用法 上述药物共研细末，储瓶备用。取药末0.5~1g纳入肚脐，外用胶布固定，按紧。每周换药1次。

功效主治 理气宽中消胀。适用于气滞导致的腹痛。

（四）消鸣膏

药物组成 党参、制附子、干姜、生白芍、生甘草各等量。

取　穴 神阙。

制法用法 上述药物共研细末，储瓶备用。取药末10g，以蜂蜜调成膏状，敷于肚脐上，上盖纱布，以胶布固定。每日换药1次。

功效主治 温脾消鸣。适用于肠鸣、腹胀。

（五）五虎酊

药物组成 厚朴、枳实、砂仁、草果、三七各等分。

取　穴 神阙。

制法用法 上述药物共研细末，浸泡于75%乙醇中，1周后即可使用。用时以棉球蘸透敷于脐部，纱布覆盖，以胶布固定。每日1~2次。

功效主治 理气活血消胀。适用于各种腹胀。

（六）苍桂散

药物组成 苍耳子50g，细辛50g，肉桂25g，吴茱萸25g，公丁香10g，麻黄15g，白芥子30g，罂粟壳30g。

取　穴 神阙。

制法用法 上述药物共研细末，储瓶备用，密封保存。取药末适量，纳入肚脐，胶布固定，按紧。每日换药1次。

功效主治 温经散寒，理气消胀。适用于肠胃功能紊乱引起的腹胀、溏泄或便秘。

（七）良姜熨

药物组成 高良姜45g，干姜45g，荜茇25g，枳实12g。

取　穴 神阙、中脘、气海、涌泉。

制法用法 将上述药物研为粗末，备用。上述药物加酒适量拌炒，分装数袋，趁

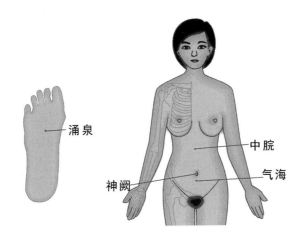

热熨于肚脐周围、中脘、气海、涌泉等穴，每次20～30分钟。每日2次或3次，中病即止。

功效主治 散寒消胀。适用于胃肠胀气。

（八）加味萸茴散

药物组成 吴茱萸10g，小茴香10g，干姜8g，胡椒5g，乌药5g，木香2g。

取　　穴 神阙。

制法用法 上述药物烘干，共研为细末，储瓶备用。取适量药末，加入食醋调和成糊状，以肚脐为中心将药糊摊开，上盖纱布或塑料布后，用热水袋热敷，稍加压按摩腹部，以协肋肠管蠕动排气，贴敷4～6小时。若敷药干燥，可用醋调后再继续使用。

功效主治 温经散寒，理气消胀。适用于顽固性腹胀。

（九）健脾调胃膏

药物组成 桔梗、神曲、莲子、青皮、山药、木香各等分。

取　　穴 神阙、中脘。

制法用法 将上述药物烘干，研为细末，过筛。敷神阙穴和中脘穴。外盖铝纸、纱布，胶布固定。1日1次，10次为1个疗程。

功效主治 健脾益气，和中降逆。适用于腹胀。

（十）化瘀消胀散

药物组成 厚朴、当归、川芎、五灵脂、桃仁、红花各适量，金仙膏2贴。

取　穴 神阙。

制法用法 上述药物（前6味）共研细末，和匀，储瓶备用。取适量药末，以温开水调和成糊状，敷于肚脐上，外用金仙膏封贴，另取一贴金仙膏贴于胃脘处。每3日换药1次。3次为1个疗程。

功效主治 化瘀消胀。适用于腹胀。

（十一）复方丁香开胃贴

药物组成 丁香、苍术、白术、白豆蔻、砂仁、木香、冰片各适量。

取　穴 神阙。

制法用法 将药贴剪成大小适中备用。以75%乙醇常规消毒肚脐及周围皮肤。将药芯对准脐部神阙穴贴上即可。每天1贴，每天贴敷时间不得超过12小时。5天为1个疗程。

功效主治 健脾开胃，燥湿和中，调气导滞。适用于由脾胃虚弱或寒湿困脾导致的食少纳呆、脘腹胀满。

（十二）腹胀方

取　穴 神阙、天枢、上巨虚。

制法用法 用艾炷隔姜（或药饼）灸。各灸3~5壮。每日灸1次。或再取冰片0.2g研细，置于肚脐，用胶布固定，上用适量松节油热敷（或用热水袋热熨）。每次30分钟。每日1次。

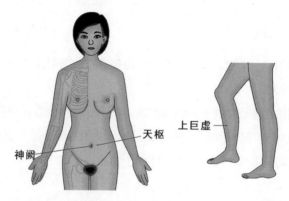

功效主治　理气消胀。适用于腹胀。

注意事项

（1）少食高纤维食物　如土豆、面食、豆类及卷心菜、花菜、洋葱等蔬菜，它们均很容易在肠胃内部制造气体，从而引起腹胀的出现。

（2）不食用不易消化的食物　炒豆子、硬煎饼等硬性食物均不容易消化，因此在肠胃里滞留的时间会较长，产生气体引起腹胀。

（3）改变狼吞虎咽的习惯　进食太快或边走边吃等不良习惯，会吞入不少空气；此外，常用吸管喝饮料也会导致大量空气潜入胃部，引起腹胀。

（4）克服不良情绪　焦躁、忧虑、悲伤、沮丧、抑郁等不良情绪也可能会造成消化功能减弱，或刺激胃部形成过多的胃酸，其结果也会使胃内气体过多，造成腹胀加剧。

（5）注意锻炼身体　每天坚持1小时左右的适当运动，不仅有助于克服不良情绪，而且可以帮助消化系统维持正常的功能。

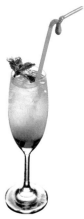

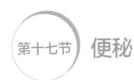 **便秘**

便秘是指粪便在肠内滞留过久，秘结不通，排便周期延长，或周期不长，但是粪质干结，排出困难，或粪质不硬，虽有便意，但便而不畅的病证。

临床表现

（1）积热便秘　症状为大便干结，腹胀腹痛，面红身热，口干口臭，烦躁不安，小便短赤，舌红苔黄燥，脉滑数。

（2）气滞便秘　症状为大便干结，欲便不得出，或大便不畅，腹胀肠鸣，胸闷嗳气，不欲饮食，舌苔薄腻，脉弦。

（3）寒积便秘　症状为大便艰涩，腹痛冷痛，畏寒怕冷，手足不温，呃逆呕吐，舌苔白腻，脉弦紧。

（4）气虚便秘　症状为粪质并不干硬，虽有便意，但排便乏力，汗出气短，面白无华，疲倦懒言，舌淡苔白，脉弱。

（5）血虚便秘　症状为大便干结，面色无华，心悸气短，失眠多梦，口唇色淡，舌淡苔白，脉细。

（6）阴虚便秘　症状为大便干结如羊屎状，形体消瘦，口干口渴，心烦失眠，潮热盗汗，腰膝酸软，舌红少苔，脉细数。

（7）阳虚便秘　症状为大便排出困难，小便清长，面色苍白，四肢不温，腹中冷痛，得热则减，腰膝酸软，舌淡苔白，脉沉迟。

脐疗法

（一）温通散

药物组成　附子15g，公丁香15g，炮川乌9g，香白芷9g，猪牙皂9g，胡椒3g。

取　穴　神阙。

制法用法　上述药物共研细末，和匀，储瓶备用。每取药末5g，将1个大蒜头（去皮）捣烂，入药末，加清水调为稀糊状，敷于肚脐处，上盖纱布，以胶布固定或用麝香止痛膏固定。无效者次日再敷。

功效主治　温阳通便。适用于便秘（虚秘）。

（二）便秘散

药物组成　藿香10g，丁香10g，独活10g，艾叶10g，香附5g，当归5g，肉桂5g，川芎5g，防风5g，白蔻5g，黄柏5g，制马钱子15g，小茴香3g。

取　穴　神阙。

| 制法用法 | 上述药物粉碎，过80目筛，共为细末，分两次用纱布包成如鸡蛋大样。放在脐腹上，外用绷带固定，15天1个疗程。 |

| 功效主治 | 理气通便。适用于老年习惯性便秘。 |

（三）黄蒜栀糊

| 药物组成 | 大蒜9g，大黄9g，栀子9g。 |

| 取　穴 | 神阙。 |

| 制法用法 | 上述药物共捣烂，分摊在厚纸上，备用。取药膏敷于肚脐处，胶布固定。 |

| 功效主治 | 清热通便。适用于便秘。 |

（四）附香脐贴

| 药物组成 | 附子15g，丁香9g，肉苁蓉9g，巴戟天9g，菟丝子9g，胡椒3g，大蒜10g。 |

| 取　穴 | 神阙。 |

| 制法用法 | 将上述药物和匀，共捣烂如泥膏状，备用。用时取药泥15g，敷贴于脐部，外用胶布固定。每日1次。每次8小时，7日为1个疗程。 |

| 功效主治 | 温阳通便。适用于便秘（阳虚内寒型）。 |

（五）加味承气散

| 药物组成 | 陈皮12g，厚朴12g，芒硝25g，大黄25g，生地黄25g，当归25g，枳实25g。 |

| 取　穴 | 神阙。 |

| 制法用法 | 上述药物混合，共研细末，过筛和匀，储瓶备用。取适量药末，填入肚脐内（2/3即可），滴以麻油，外以胶布封固。每日换药1次。 |

| 功效主治 | 理气通便，凉血活血。适用于热秘、气秘。 |

（六）补血润便糊

| 药物组成 | 当归12g，生地黄12g，何首乌10g，火麻仁10g，肉苁蓉10g，郁李仁10g。 |

| 取　穴 | 神阙。 |

制法用法 上述药物共研细末，和匀，储瓶备用。取药末10g，用蜂蜜调成糊膏状，敷于肚脐上，外盖纱布，以胶布固定。每日换药1次。

功效主治 润肠通便。适用于肠燥便秘。

（七）当归大黄膏

药物组成 当归60g，大黄30g，芒硝1.5g，甘草1.5g。

取　穴 神阙。

制法用法 上述药物加水煎2次，混合煎液，浓缩成稠膏状，备用。每取适量稠膏，敷于肚脐上，上盖纱布，以胶布固定。每日换药1次。

功效主治 活血通便。适用于热结或食积便秘。

（八）二黄明归散

药物组成 大黄2份，玄明粉2份，生地黄2份，当归2份，枳实2份，厚朴1份，陈皮1份。

取　穴 神阙。

制法用法 上述药物共研细末，储瓶备用。用时取适量药末，用少许香油调敷脐部，外以纱布覆盖，胶布固定，每日换药1次，至愈为度。

功效主治 清热活血，理气通便。适用于便秘（气滞热积型）。

（九）五味芒硝散

药物组成 芒硝15g，栀子15g，桃仁15g，杏仁15g，冰片1g。

取　穴 神阙。

制法用法 上述药物共研细末，装瓶备用，密封保存。取药末5g，用鸡蛋清适量调为糊膏状，外敷于肚脐处，上盖纱布，以胶布固定。每日换药1次。

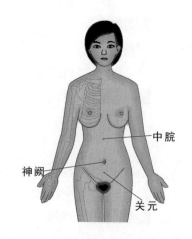

中脘

神阙

关元

功效主治 清热通便。适用于热秘。

（十）便秘方（一）

药物组成 生姜3片，艾炷适量，食盐3g。

取　穴 神阙、关元、中脘。

| 制法用法 | 艾炷制成如枣核大。先将食盐3g放神阙穴内，研末少许撒在关元穴、中脘穴上，姜片3枚分别置于上述穴位上，上置艾炷点燃，连续灸20分钟，直至皮肤发红，每日灸1次或隔日灸1次。 |

| 功效主治 | 理气通便。适用于习惯性便秘。 |

（十一）便秘方（二）

| 取　　穴 | 神阙、天枢（双）、关元、大肠俞（双）。 |

| 制法用法 | 用单纯拔罐法，留罐10～15分钟。虚寒型便秘，在拔罐后加用艾灸。每日1次。 |

| 功效主治 | 理气通便。适用于便秘或习惯性便秘。 |

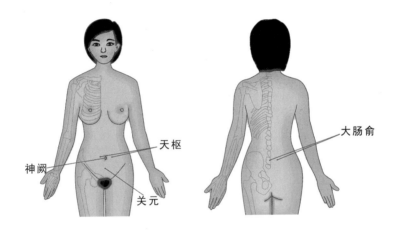

注意事项

（1）养成良好的排便习惯　每个人都有自己的习惯，大便也不例外，到一定的时间就要排便，若经常拖延大便时间，破坏良好的排便习惯，可导致排便反射减弱，引起便秘，所以不要人为地控制排便感。对经常容易发生便秘者必须注意把大便安排在合理时间，每到时间就去上厕所，形成一个良好的排便习惯。

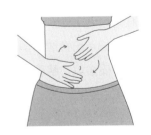

（2）积极锻炼身体　散步、跑步、深呼吸、练气功、打太极拳、转腰抬腿以及体力劳动等，可使得胃肠活动加强，食欲增加，膈肌、腹肌、肛门肌得以锻炼，提高排便动力，预防便秘。腹部按摩也可以预防便秘，从右下腹开始向上、向左、再向下顺时针

方向按摩，每天2~3次，每次10~20圈。

（3）及时治疗有关疾病　关于疾病的治疗对预防大便秘结也有一定的作用。如过敏性结肠炎、大肠憩室炎、结肠肿瘤、结肠狭窄；甲状腺功能低下、糖尿病；子宫肌瘤；铅、汞等金属中毒。

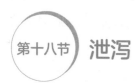 第十八节　泄泻

泄泻又称为"腹泻"，是指排便次数增多，便质稀薄，甚至如水样的病证。大便溏薄称为"泄"，大便如水注称为"泻"。

临床表现

1. 急性泄泻中医学分类

（1）寒湿泄泻型　症状为泄泻清稀，甚则如水样，脘闷食少，腹痛肠鸣，苔白腻，脉濡缓。

（2）湿热泄泻型　症状为泄泻腹痛，粪色黄褐，气味臭秽，泻下急迫或泻而不爽，肛门灼热或身热口渴，小便短黄，苔黄腻，脉滑数或濡数。

（3）伤食泄泻型　症状为泻下稀便，伴有不消化食物，臭如败卵，腹痛肠鸣，泻后疼痛缓解，脘腹胀满，嗳腐酸臭，不思饮食，苔垢浊或厚腻，脉滑。

2. 慢性泄泻中医学分类

（1）脾虚泄泻型　症状为因稍进油腻食物或饮食稍多，大便次数显著增多而发生泄泻，伴有不消化食物，大便时泻时溏，迁延反复，不思饮食，食后脘闷不舒，神疲倦怠，面色萎黄，舌淡苔白，脉细弱。

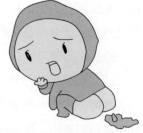

（2）肾虚泄泻型 症状为黎明之前脐腹作痛，肠鸣即泻，泻后即安，泻下完谷，小腹冷痛，形寒肢冷，腰膝酸软，舌淡苔白，脉细弱。

（3）肝郁泄泻型 症状为每逢抑郁恼怒或情绪紧张时，即发生腹痛泄泻，腹中雷鸣，攻窜作痛，腹痛即泻，泻后痛减，胸胁胀闷，嗳气食少，舌淡，脉弦。

脐疗法

（一）椒香散

药物组成 干辣椒1g，公丁香1g，花椒壳1g，木鳖子1粒。

取 穴 神阙。

制法用法 上述药物共研细末，储瓶备用。取药粉1.5～3g，以热米汤调成厚膏状，搓成1丸，塞入患者肚脐，按平，以胶布固定并按紧，待脐孔感到灼热作痒难忍时即可去掉。

功效主治 温中散寒，解毒止泻。适用于胃寒腹痛、水泻不止。

（二）胃苓散

药物组成 苍术15g，陈皮15g，厚朴15g，炙甘草15g，猪苓15g，云茯苓15g，白术15g，泽泻15g，肉桂15g。

取 穴 神阙。

制法用法 上述药物共研细末，和匀，储瓶备用。取上述药物在锅内炒热，用布包裹，趁热敷于肚脐上，外以绷带包裹固定。每日换药1次。

功效主治 健脾利湿止泻。适用于泄泻。

（三）久泻膏

药物组成 生黄芪30g，补骨脂30g，乌梅炭30g，五倍子30g，罂粟壳15g，肉桂15g。

取 穴 神阙。

制法用法 上述药物共研细末，储瓶备用。取药末3g，用生姜汁调成糊膏状，填敷神阙穴，上盖纱布，以伤湿止痛膏固定。每3日换药1次。

功效主治 温肾，固涩，止泻。适用于久泻。

（四）乳没膏

药物组成 乳香30g，没药30g，米粉、陈醋各适量。

取 穴 神阙。

制法用法 将乳香、没药共研为细末，和匀，储瓶备用。取药末6g，加入米粉混合，以陈醋调成糊膏状，敷于肚脐上，盖以纱布，胶布固定，再以热水袋熨40分钟。每日换药1次。

功效主治 活血化瘀。适用于泄泻。

（五）腹泻灵

药物组成 丁香1.5g，肉桂1.5g，细辛1.5g，胡椒1.5g，五倍子1.5g，吴茱萸1.5g，黄连2g，车前子2g，樟脑1g，冰片1g。

取 穴 神阙。

制法用法 上述药物前8味共研细末，过7号筛，再放入樟脑、冰片配研均匀，用凡士林调成糊状，备用。用时取适量药膏，敷于肚脐处，纱布固定。每日换药1次，3日为1个疗程。重者可配合输液。

功效主治 温经暖脐，利水止泻。适用于急性肠炎。

（六）热泻散

药物组成 黄连12g，滑石30g，木香15g，吴茱萸10g。

取 穴 神阙、大肠俞。

制法用法 上述药物共研细末，储瓶备用。取药末15g，以冷水调成糊膏状，贴敷神阙、大肠俞（双），上盖纱布，以胶布固定。每日换药1次，中病即止。

功效主治 清热利湿，温中理气。适用于热泻。

（七）胡椒止泻散

药物组成 白胡椒6粒（或用荜茇1g代），炮干姜1g，炒雄黄粉1g，官桂1g，吴茱萸1g。

取 穴 神阙。

制法用法 上述药物共研细末，储瓶备用。取适量药末，以脱脂药棉裹药粉如药球状，置于肚脐，按紧，上盖纱布，胶布固定，贴后对准按一下即可。每日1次，中病即止。

功效主治　温中散寒，解毒止泻。适用于胃寒腹痛、水泻不止。

（八）温中散寒散

药物组成　小茴香75g，吴茱萸50g，干姜50g，公丁香50g，肉桂50g，白胡椒50g，山栀子20g，生硫黄30g，荜茇25g。

取　穴　神阙。

制法用法　上述药物共研细末，储瓶备用，密封保存。取药末25g（小儿可用15g），加等量面粉，和匀，用开水调成糊状，用适量贴敷肚脐处，并用热水袋热敷肚脐。每日1次。

功效主治　温里散寒，除胀止痛。适用于泄泻、腹痛，或产后尿闭。

（九）连柏止泻糊

药物组成　黄连10g，枯矾10g，黄柏15g，砂仁6g，罂粟壳6g，木香6g，苦参20g，焦山楂20g，五倍子5g。

取　穴　神阙。

制法用法　上述药物共研细末，和匀，储瓶备用。取药末10g，用食醋调成糊状，填满肚脐，上盖纱布，以胶布固定。每日换药1次。

功效主治　清热利湿，消食和胃，固涩止泻。适用于湿热泄泻。

（十）泄泻方

取　穴　中脘、神阙、天枢、足三里。肾虚者加肾俞、脾俞、关元、大肠俞；纳呆者加脾俞、胃俞；水样便加阴陵泉。

制法用法　①用艾条温和灸。每次各灸20~30分钟。每日灸1次。7~10次为1个疗程。②用艾炷隔姜灸。每次取3~5穴，选用黄豆或枣核大的艾炷，各灸5~7壮。每日灸1次。10次为1个疗程。③用艾炷隔盐灸。将食盐（研细）纳入神阙穴（脐窝），上置艾炷灸5~7壮。隔日灸1次。10次为1个疗程。④用艾炷无瘢痕灸。每次取3~5穴，用麦粒大艾炷各灸3~5壮。每日或隔日1次。10次为1个疗程。

功效主治　利水止泻。适用于急、慢性泄泻。

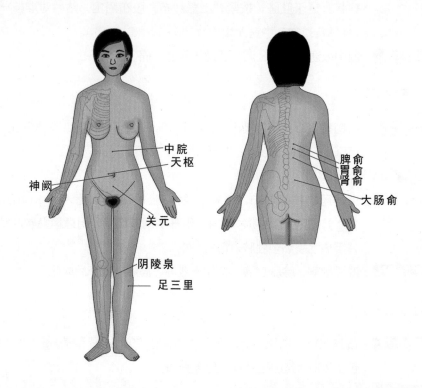

中脘
天枢
神阙
关元
阴陵泉
足三里

脾俞
胃俞
肾俞
大肠俞

注意事项

　　平时应注意饮食卫生，饮食宜清淡，少食生冷、辛辣、肥腻食物，不饮生水；保持心情愉悦，忌抑郁恼怒；适当参加体育锻炼，以增强体质。急性泄泻患者应在每次大便后，用软纸轻轻擦拭肛门并用温水清洗，避免肛门发生感染，黏膜溃破；重度泄泻者，应注意避免津液亏损，及时补充体液。对于反复泄泻、迁移不愈，或是伴有脓血样大便、体重下降者，应进一步行相关检查，如血液化验、X线、肠镜等，以明确诊断，避免耽误病情。

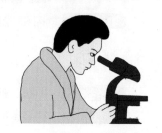

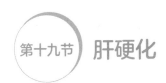

第十九节 肝硬化

肝硬化是以肝脏损害为主的慢性全身性疾病。根据临床表现，通常分为早期肝硬化和晚期肝硬化（肝腹水）两大类。早期其证较轻，晚期其证严重。属中医学"臌胀""癥积"的范畴，是中医内科四大证之一，治疗困难。病至晚期（中医学称"单臌胀"），治疗尤为困难。

临床表现

早期可见食欲缺乏，腹胀，乏力，恶心呕吐，上腹部不适或隐痛，面色萎黄，面颊、上胸、背部、两肩及上肢可见蜘蛛痣，或毛细血管扩张，手掌发红（称为肝掌），肝大、表面光滑，脾脏也有轻、中度肿大，进而诸症进一步加剧，形体消瘦，疲乏无力，面色灰暗，腹胀痛，肝、脾大，而肝脏由大缩小、质地变硬，腹壁及脐四周静脉曲张。腹部膨大，击之如鼓。鼓之有声者，为气聚；鼓之成实者，为水停。前者为气、血、蛊，后者为水，因此中医又有气臌、血臌、水臌之分。病症早期（即前两臌），多属肝、脾；至晚期（即水臌）腹水形成，病由肝、脾、胃三脏受害，病多危重。

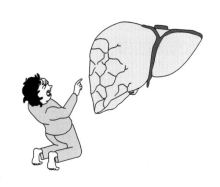

脐疗法

（一）巴轻膏

药物组成 巴豆仁15g，硫黄6g，轻粉6g。

取　穴 神阙。

| 制法用法 | 先将巴豆捣烂如泥，然后加入硫黄、轻粉共捣和匀，置于纱布上，备用。取上述药布，敷肚脐上，以指按平，上面覆盖蜡纸，并加纱布，以胶布固定。待脐孔有灼热感或发痒时，则去掉药布。如腹水没有全消，可隔1日再贴敷1次。 |
| 功效主治 | 温通解毒，利水消肿。适用于肝硬化腹水。 |

（二）温阳逐水散

药物组成	甘遂6g，牵牛子6g，附子10g，肉桂10g，生姜汁适量。
取　穴	神阙。
制法用法	先将前4味药共研细末，和匀，然后以适量生姜汁加入上述药粉中调成糊状，储存备用。取适量药糊，贴敷患者肚脐部，外以纱布覆盖，用胶布固定。每日换药1次。10次为1个疗程。至治愈为止。
功效主治	温阳逐水消肿。适用于肝硬化腹水。

（三）商陆葱白膏

药物组成	鲜商陆30g，鲜葱白15g，净芒硝15g。
取　穴	神阙。
制法用法	上述药物共捣烂如泥，搓成圆形状药球，储存备用。将药球置于肚脐内，按紧，外以蜡纸覆盖，上盖纱布，胶布固定。每日或隔日1次。等到小便畅通，大便亦下，脐孔作痒时，方可去掉药球。
功效主治	通阳软坚，利水消肿。适用于肝硬化腹水。

（四）三子消水丸

药物组成	牵牛子30g，枸杞子15g，莲子心5g。
取　穴	神阙。
制法用法	上述药物共研成细粉，和匀，储瓶备用。每取药粉2g，用适量凡士林调匀成膏制丸，置于肚脐部，外盖塑料薄膜和纱布，周边用胶布固定。每日1换。敷药1周后可改用日贴夜去，或敷2日停3日的间歇敷药法。
功效主治	逐水消肿。适用于肝硬化腹水。

（五）软肝利水散

药物组成 川椒100g，炙鳖甲15g，三棱15g，莪术15g，阿魏15g，白术15g，黑牵牛子15g，白牵牛子15g，桂心10g。

取　穴 上脘、中脘、期门、梁门、章门、神阙。

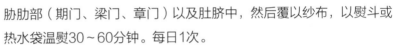

制法用法 上述药物共研细末，和匀，储瓶备用。取适量药末，以白酒调匀成糊状，涂抹于剑突下（上脘、中脘）、胁肋部（期门、梁门、章门）以及肚脐中，然后覆以纱布，以熨斗或热水袋温熨30~60分钟。每日1次。

功效主治 温通软坚，活血逐水。适用于肝硬化及肝硬化腹水。

（六）车前桂遂散（膏）

药物组成 车前草30g，肉桂9g，甘遂6g，独头蒜2个，葱白3根。

取　穴 神阙。

制法用法 先将前3味药共研为细末，加入大蒜、葱白，共捣烂如泥膏状，备用。取适量药泥敷于肚脐上，上盖纱布，用胶布固定，再用热水袋温熨脐部。每日换药热熨1次。10次为1个疗程。

功效主治 温经通阳，清热逐水。适用于肝硬化腹水。

（七）泻北敷剂

药物组成 巴豆120g，轻粉6g，硫黄6g。

取　穴 神阙。

制法用法 将上述药物共研细末，做成饼状，置入特制的布袋内（可用纱布），敷神阙穴。先用乙醇局部消毒，然后盖一层薄干棉球，再将布袋敷上，绷带固定（不可让药物直接接触皮肤）。通常敷药2天内，脐周起小水疱（有一种无法形容的特异感），可用甲紫外涂，扑上滑石粉。

| 功效主治 | 清热逐水。适用于肝硬化腹水，疗效满意。

（八）肝硬化方（一）

| 药物组成 | ①田螺4个，大蒜5个，车前子6g。②车前草30g，大蒜20g。
| 取　穴 | 神阙。
| 制法用法 | 上述药物均共捣烂如泥，备用。任选一方，取药糊敷肚脐上，上盖纱布，以胶布固定。每日换药1次。
| 功效主治 | 清热，拔毒，利水。适用于肝硬化腹水。

（九）肝硬化方（二）

| 取　穴 | ①中脘、神阙、天枢、足三里、复溜、涌泉。②肝俞、中脘、神阙、足三里。
| 制法用法 | 以艾炷隔葱白饼灸。上列两组穴，随证选方。每次取4穴或5穴，将适量葱白捣烂，做成葱白饼，贴敷穴位上，上放置艾炷，点燃各灸多壮，使局部皮肤红润不起疱为度。每日灸1次。7次为1个疗程。每疗程间隔7日。

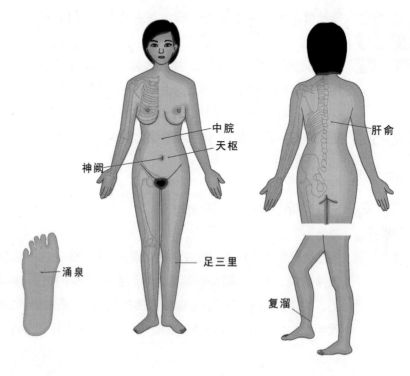

功效主治 通阳软坚。适用于肝硬化（脾肾阳虚型用方①，肝肾阴虚型用方②）。

注意事项

平素要多注意保养才能有利于病情的恢复，肝硬化患者平时应该注意多休息，不能熬夜。养成良好的生活习惯，必须禁烟酒，要有良好的作息时间，饮食方面注意不要食用过硬、难消化的食品，油腻辛辣的也最好不要吃。

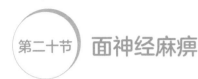

第二十节 面神经麻痹

面神经麻痹简称面瘫，中医学称口眼歪斜，多见于青壮年，为颅神经疾病中的常见病。

临床表现

口眼歪斜或眼不能闭合。病侧呈松弛状态，口歪向健侧，笑时口角歪斜更加显著，做鼓腮、吹哨、露齿等动作时则歪斜更重。

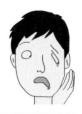

脐疗法

（一）三白散

药物组成 制马钱子50g，芫花20g，白芷15g，白胡椒2g，明雄黄2g，白附

子3g，川乌3g，胆南星5g，冰片
1.5g。

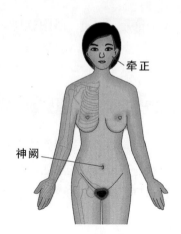

取　穴　神阙、牵正。

制法用法　上述药物共研细末，储瓶备用。用时
取药末10～15g，分为2份，分别撒
于神阙穴和牵正穴。外用胶布固定，
2日换药1次。

功效主治　祛风通络，化痰解毒。适用于面神
经炎。

（二）马钱子散

药物组成　制马钱子25g，芫花10g，白附子10g，白僵蚕10g，全蝎梢10g，
白胡椒3g，川乌5g，明雄黄5g，胆南星5g。

取　穴　神阙。

制法用法　上述药物共研为细末，和匀，储瓶备用，密封保存。取药末
10～15g，用适量黄酒调和成软膏状贴敷于肚脐上，上盖纱布，胶
布固定。隔日换药1次，通常连敷10次奏效。

功效主治　温经通络，祛风矫正，解毒化痰。适用于中风口眼歪斜者。

（三）皂角艾醋糊

药物组成　皂角末50g，艾绒、米醋各适量。

取　穴　神阙、颊车。

制法用法　将皂角末加醋调成糊。将艾绒捻制成艾炷如绿豆大小，备用。取药
糊敷在肚脐、颊车穴上（左歪斜者敷右边颊车，右歪斜者敷左边颊
车），让患者侧卧，在穴位上放艾炷点燃灸之，每穴灸5～10壮。每
日1次或2次。

功效主治　祛风，温经，通络，牵正。适用于口眼歪斜。

（四）蓖麻附冰膏

药物组成　蓖麻子仁（净肉）30g，生附子10g，冰片2g（冬季加干姜6g）。

取　穴　神阙、地仓。

制法用法　将上述药物混合共捣茸如膏状，备用。取适量药膏，贴在神阙、地仓。左歪贴右地仓，右歪贴左地仓。贴药后，上盖纱布，以胶布固定。每日换药1次，病愈后即洗去。

功效主治　温经通络。适用于口眼歪斜。

（五）六白马钱膏

药物组成　白附子40g，白芷100g，白僵蚕25g，白花蛇10条，白及20g，制马钱子15g，胆南星15g，白胡椒3g，冰片3g。

取　穴　下关、神阙。

制法用法　上述药物共研为细末，和匀，储瓶备用，密封保存。取药粉25g，以白酒适量调和成软膏状，分别贴敷下关、神阙，上盖纱布，以胶布固定，并加热熨。每2日换药1次。5次为1个疗程。

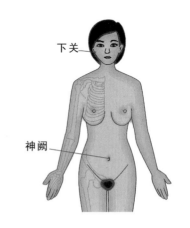

功效主治　祛风通络，温经复正。适用于周围性面瘫。

（六）面神经麻痹方（一）

取　穴　神阙（不针）、地仓、颊车、面瘫（下关直下1寸处），后3穴取患侧。

制法用法　采用刺络拔罐法。如先以三棱针点刺，以微出血为度，再拔罐，留罐10~15分钟。每日或隔日1次。

功效主治　温经复正。适用于面瘫。

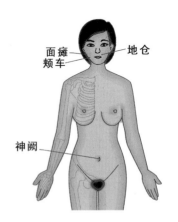

（七）面神经麻痹方（二）

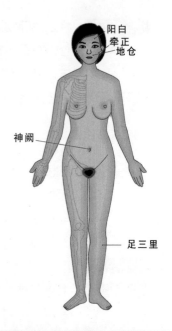

取　　穴	神阙、阳白、地仓、牵正、足三里。
制法用法	用艾条温和灸。通常灸健侧穴，重者两侧穴均取。每次各灸10~15分钟。每日灸1次。10次为1个疗程。
功效主治	温经复正。适用于面瘫。

注意事项

（1）面神经麻痹令人额纹消失，无法或无力抬眉、闭眼，嘴角歪向一侧，说话不清楚，失去选择表情的能力，严重影响了人们的日常生活，而在这期间，面神经麻痹的治疗，也就成了广大患者关注的话题之一，而在治疗期间，面神经麻痹的护理也是非常重要的。

（2）忌生冷、油腻、刺激性食物，如热性补药、热性食物、烟酒、羊肉、狗肉、动物肉、带鱼、辣椒。

（3）多食新鲜蔬菜和粗粮，包括豆类、黄豆制品、南瓜、玉米、洋葱、苦瓜、丝瓜、冬瓜、黄瓜、甜瓜、瘦肉、山楂、海带、大枣、香蕉等。

（4）面神经麻痹患者需注意功能性锻炼，如抬眉、双眼紧闭、鼓气、张大嘴、努嘴，湿热毛巾热脖，每晚3~4次以上，不能用冷水洗脸，遇风、雨、寒冷时，注意头面部保暖。每晚睡前使用热水泡脚10~20分钟后足底按摩。

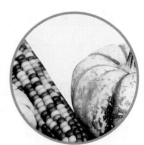

（5）面神经麻痹患者需减少光源刺激，如电视、电脑、紫外线等。面部抽搐时，应双眼紧闭，嘴紧闭（痉挛患者禁食酸性食物）。

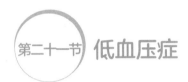

第二十一节 低血压症

低血压症是指成人血压低于100/60mmHg（13.3/8.00kPa），通常男性多于女性，属中医学"眩晕""厥证"范畴。轻者属眩晕，重者属厥证，是临床常见病。

临床表现

蹲后直立即出现眩晕、头重脚轻，甚则晕厥，多伴有视物模糊、全身无力、发音模糊不清或神疲乏力、面色苍白、气短出汗、恶心等症。

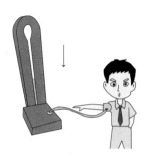

脐疗法

（一）升压膏

药物组成 桂枝30g，肉桂30g，甘草15g，或加升麻5g。

取 穴 神阙。

制法用法 上述药物共研细末，用白酒调和成糊膏状，备用。取适量药膏，贴敷肚脐，上盖纱布，胶布固定。每日换药1次。

功效主治 温阳升压。适用于低血压症。

（二）芪附升压散

药物组成 黄芪30g，肉桂15g，附子15g，升麻5g。

取 穴 神阙。

制法用法 上述药物共研细末，和匀，储瓶备用。取本散6g，置于肚脐内，或用白酒调敷，上盖敷料，以胶布固定。每日换药1次。10次为1个疗程。或加本方水煎服，每日1剂，每日服2次。

功效主治 温阳益气升压。适用于低血压症。

（三）低血压症方（一）

取　穴 新设、厥阴俞、命门、神阙、曲池、足三里。

制法用法 选用单纯拔罐法或留针罐法（神阙穴不针）、艾灸、隔姜灸法、敷姜罐法等，留罐15～20分钟。每日或隔日1次。10次为1个疗程。头晕甚者，应加太阳、额中穴，采用敷姜或艾灸罐法；或在百会穴上行艾灸或隔姜灸法。

功效主治 温阳升压。适用于低血压症。

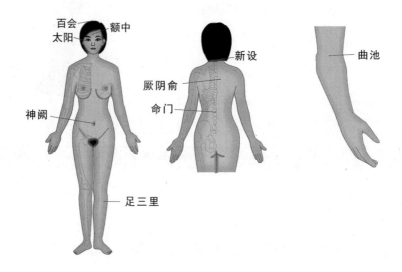

（四）低血压症方（二）

取　穴 百会、脾俞、肾俞、神阙、关元、足三里、涌泉。

制法用法 ①以艾炷无瘢痕灸（神阙穴隔姜灸），每次取2～4穴，将麦粒大小的艾炷放在所选穴位上，各灸3～5壮。隔日灸1次。10次为1个疗程。
②以艾条温和灸，每次取3～5穴，各灸10～15分钟。每日或隔日灸1次。10次为1个疗程。

功效主治 温补脾肾，振奋阳气，提升血压。适用于低血压症。

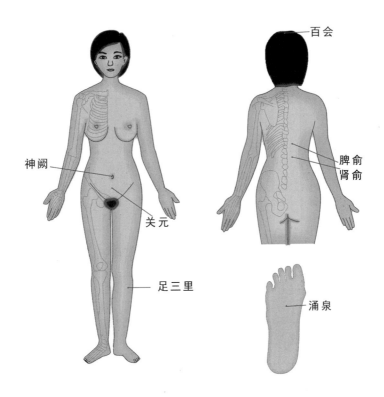

注意事项

（1）晚上睡觉将头部垫高，可缓解低血压症状。

（2）早上起床时，应慢慢改变体位，防止血压突然下降，不得突然起立，要转身缓缓而起，肢体屈伸动作不宜过猛过快，例如提起、举起重物或排便后起立动作都要慢些。

（3）洗澡水温度不能过热、过冷，因为热可使血管扩张而降低血压，冷会刺激血管而增高血压。常淋浴以加快血液循环，或以冷水，温水交替洗足。

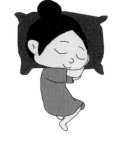

（4）对有下肢血管曲张的老人可穿有弹性的袜子、紧身裤，以加强静脉回流。体格瘦小者需每天多喝水以便增加血容量。

（5）不得在闷热或缺氧的环境中站立过久，以减少发病。

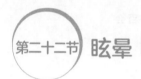

第二十二节　眩晕

眩晕，眩是眼花，晕是头昏。头昏眼花常一同出现，故统称"眩晕"。本病可并发于其他疾病中，也可单独出现，在临床上并不少见。

临床表现

（1）肝阳上亢　症状为眩晕耳鸣，头痛且胀，每因烦劳或恼怒而头晕、头痛加重，面时潮红，急躁易怒，少寐多梦，口苦。舌红苔黄，脉弦。

（2）气血亏虚　症状为眩晕动则加剧，劳累即发，面色白，唇甲不华，发色无光，心悸少寐，神疲懒言，饮食减少。舌质淡，脉细弱。

（3）肾精不足　症状为眩晕而见精神萎靡，少寐多梦，健忘，腰膝酸软，遗精，耳鸣。偏于阴虚者可见五心烦热，舌红，脉弦细数；偏于阳虚者可见四肢不温，形寒怯冷，舌淡，脉沉细无力。

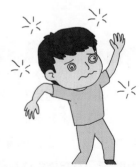

（4）痰浊中阻　症状为眩晕而见头昏如蒙，胸闷，恶心，食少多寐。苔白腻，脉濡滑。

脐疗法

（一）痰阻眩晕膏

药物组成　胆南星12g，白矾12g，川芎12g，郁金12g，白芥子30g，生姜汁适量。

取　穴　神阙。

制法用法　将前5味药共研为细末，储瓶密封，备用。取适量药末，加入生姜汁调和成糊膏状，敷于肚脐上，上盖纱布，以胶布固定。每日换药

1次。10日为1个疗程。

<u>功效主治</u>　温化痰湿，活血消炎。适用于眩晕（痰浊中阻型）。

（二）低血压膏

<u>药物组成</u>　太子参200g，黄芪200g，白术200g，当归200g，熟地黄150g，半夏150g，香附150g，麦冬150g，柴胡150g，升麻150g，茯苓68g，五味子68g，益智仁68g，补骨脂68g，核桃仁68g，肉桂68g，甘草68g。

<u>取　　穴</u>　膈俞、脾俞、肾俞、膻中、厥阴俞、志室、神阙、涌泉。

<u>制法用法</u>　上述药物共研细末，过筛和匀，麻油2500ml，熟制滴水成珠，离火入药末搅拌成膏状，备用。取适量膏药，选取膈俞、脾俞、肾俞、膻中、厥阴俞、志室、神阙、涌泉，每次选3穴或4穴，交替应用，贴敷穴位上，上盖纱布，胶布固定。每3日换药1次。10次为1个疗程。

<u>功效主治</u>　健脾益肾，补益气血，平肝升压。适用于原发性直立性低血压眩晕（气血亏虚型）。

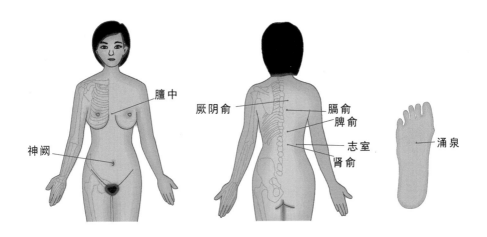

（三）复方吴茱萸熨

<u>药物组成</u>　吴茱萸30g，生姜30g，半夏15g，熟大黄10g，葱白（连须）7根。

<u>取　　穴</u>　神阙。

<u>制法用法</u>　上述药物共研为粗末，备用。将上述药末放铁锅内，加醋适量，炒热，

分作2份，用纱布包裹，趁热放肚脐上熨敷，冷则换之，交替使用。每次熨30～60分钟，每日2次或3次，连用3～7日（1剂药可用3日）。

功效主治 温化痰湿，降逆止眩。适用于眩晕。

（四）抗晕散

药物组成 ①五加皮、枸杞叶、炒杜仲、沙苑子、女贞子各等量；②沙苑子10g，菟丝子10g，肉苁蓉10g，灵磁石10g，肉桂2g。

取穴 肾俞（双）、神阙。

制法用法 上2方，各共研为细末，装瓶备用。随证选方。用时取本散60g，放入小布袋中，分成3袋，分敷于肾俞（双）和肚脐处，外加包扎（胶布）固定。或以清水调药末成糊膏状贴敷。用药膏需每日换药1次，用药袋则10日换药1次。

功效主治 补益肝肾。适用于肾虚眩晕（偏肾阴虚者用方①，偏肾阳虚者用方②）。

（五）茱胆止眩膏

药物组成 吴茱萸（胆汁拌制）100g，龙胆草50g，土硫黄20g，朱砂15g，明矾30g，小蓟根汁适量。

取穴 神阙、涌泉。

制法用法 上述药物前5味共研细末，过筛和匀，用小蓟根汁调成糊膏状，备用。用时取药糊适量，分别敷贴于神阙和双侧涌泉穴上，每穴用10～15g。上盖纱布，胶布固定。隔日换药1次，10日为1个疗程。

功效主治 平肝潜阳，止眩。适用于眩晕（肝阳上亢型）。

（六）复方郁金散

药物组成 胆南星12g，法半夏12g，陈皮12g，明矾12g，川芎12g，郁金12g，白芥子30g，生姜汁适量。

取穴 神阙。

制法用法 上述药物共研细末，储瓶备用。用时取适量药末，用生姜汁调和成糊膏状，敷于患者脐孔上，盖以纱布，用胶布固定。每日换药1次，10日为1个疗程。

功效主治 温化痰湿，通络止眩。适用于眩晕（痰浊中阻型）。

（七）眩晕方

取　　穴　百会、中渚、液门、解溪、风池、中脘、神阙。

制法用法　以艾炷隔姜灸，每次取3～5穴，各灸3～5壮，每日或隔日灸1次，或以艾条温和灸，每次取3～5穴，各灸15～20分钟，每日或隔日灸1次。都是10次为1个疗程。

功效主治　通络止眩。适用于眩晕。

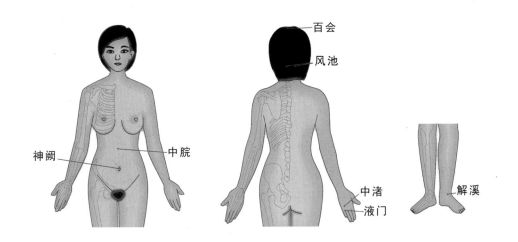

注意事项

（1）让患者处于一种舒适的体位，监测其生命体征及意识情况。当眩晕发作时，如果患者卧床，抬高床沿护栏，如果患者处于站立位，扶患者到椅子上；关掉房内的灯，使患者平静。控制恶心、呕吐，并使用氯苯甲嗪或茶苯海明等药物来减少迷路的兴奋性。

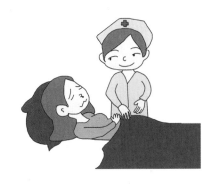

（2）给患者安排诊断性测试，如眼球震颤描记法、脑电图、中耳与内耳的X线检查。

（3）耳部感染是儿童眩晕的常见原因。前庭神经炎也可引起同样的症状。

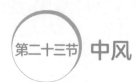

第二十三节 中风

中风，现代医学称为脑血管意外。由于本病发病急骤，变化迅速，如风卒中使然，因此名为中风。且病势凶险，后遗症又比较多，治疗困难。

临床表现

中风以猝然昏扑、不省人事或突然出现口眼歪斜、半身不遂、舌强言謇、智力障碍为主要特征。临床表现可见一定局限性神经症状，发生在一侧大脑半球者，可见对侧三瘫，即对侧的偏瘫、偏身感觉障碍、偏盲症状，或是同时失语。发生在脑干、小脑者则有同侧脑神经麻痹、对侧偏瘫或偏身感觉障碍，同侧肢体共济失调。严重病例可出现头痛、呕吐、意识障碍，甚至发生脑疝或死亡。

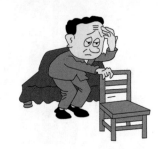

脐疗法

（一）瘫痪饼

药物组成 黄芪100g，马钱子50g，生川乌50g，穿山甲50g，桃仁30g，水蛭30g，三棱30g，乳香30g，天南星15g。

取 穴 神阙、涌泉（双）、曲池、肩髃、合谷、阳陵泉、足三里。

制法用法 上述药物共研细末，和匀，储瓶备用，密封保存。取药粉适量，用葱白汁或陈醋调和成稠膏状，制成5分硬币大的药饼（每饼约1.5g重），分贴敷于肚脐、涌泉（双），或是随病位加敷（上肢取曲池、肩髃、合谷，下肢取阳陵泉、足三里），上盖纱布，以胶布固定。每日或隔日换药1次。10次为1个疗程。

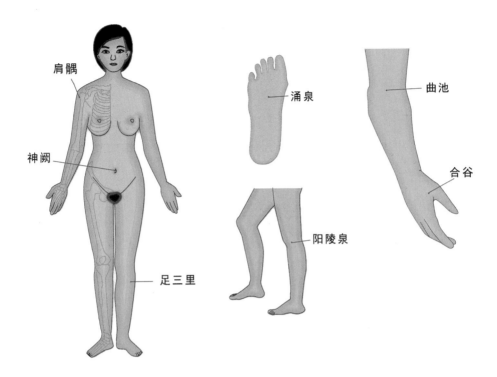

| 功效主治 | 益气活血，温经通络。适用于中风后遗症（偏瘫）。 |

（二）复方菖冰散

药物组成	石菖蒲50g，川芎50g，羌活50g，冰片5g，牛黄3g。
取　穴	神阙。
制法用法	上述药物共研为细末，和匀，储瓶备用，密封保存。取药粉5g，以蜂蜜调膏涂肚脐，依常规法固定。每日换药1次。
功效主治	清心开窍，活血祛风。适用于中风。

（三）中风散

药物组成	天南星12g，黄芪12g，雄黄6g，胡椒3g。
取　穴	神阙。
制法用法	上述药物共研细末，和匀，储瓶备用。取药粉10g，用水调匀，敷于肚脐上，上盖纱布，胶布固定。每日换药1次。
功效主治	益气化痰，解毒通络，开窍醒神。适用于中风半身不遂、口闭、神志不清。

（四）乌皂豨荷膏

> **药物组成** 乌梅12g，皂角6g，豨莶草6g，薄荷3g。
>
> **取　穴** 神阙。
>
> **制法用法** 上述药物共研为细末，用水调和成膏状，备用。取上述药膏敷于肚脐上，上盖纱布，胶布固定。每3日换药1次。5次为1个疗程。
>
> **功效主治** 祛风通络。适用于中风。

（五）蛇鸡瓜楼散

> **药物组成** 白花蛇舌草20g，鸡血藤20g，丝瓜络30g，重楼6g，白酒、陈醋各适量。
>
> **取　穴** 神阙。
>
> **制法用法** 先将前4味药共研为细末，储瓶备用。取药粉6～10g，加入白酒、陈醋调成药膏，敷于肚脐部，上盖纱布，以胶布固定。每日换药1次。
>
> **功效主治** 清热解毒，活血通络。适用于中风热毒壅盛型。

注意事项

（1）高血压是发生中风最危险的因素，也是预防中风的一个重要环节，应有效地控制血压，坚持长期服药，并长期观察血压变化情况，以便于及时处理。

（2）控制并减少短暂性脑血管缺血发作（也就是一过性偏肢麻木、无力或眩晕、复视、吞咽困难、走路不稳等症状）是预防中风关键环节。一旦小中风发作，须立刻予以系统治疗，就有可能避免发生完全性中风。

（3）及时治疗可能导致中风的疾病，如动脉硬化、糖尿病、冠心病、高血脂病、高黏滞血症、肥胖病、颈椎病等。

（4）饮食应有合理结构，以低盐、低脂肪、低胆固醇为宜，适当多食用豆制品、蔬菜和水果。应忌烟，少酒，每日饮酒不得超过100ml（白酒）。定期有针对性地检查血糖和血脂。

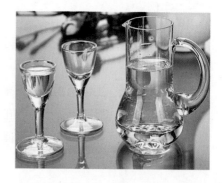

（5）坚持体育锻炼和体力活动，可促进胆固醇分解从而降低血脂，降低血小板的凝集性，并能解除精神紧张和疲劳。

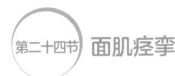

面肌痉挛

面肌痉挛又称为面肌抽搐症或面神经痉挛症，在临床上并不少见，根治颇难。

临床表现

常始于眼轮匝肌，可表现为一侧眼睑闪电样阵发性不自主地抽搐，较为严重者则扩展到同侧的其他面部表情肌，而以牵引口角肌肉的颤搐最为显著，每日可发作数十次，甚至上百次。有的在睡眠中发作。也可两侧同时发生。病程长的患者，可伴有头晕、头痛、失眠、多梦、记忆力减退等症状。

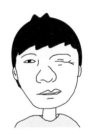

脐疗法

（一）止痉散

药物组成	天麻、防风、白芷、荆芥穗、羌活、辛夷、细辛、全蝎、僵蚕、白附子各等分。
取　穴	神阙。
制法用法	上述药物共研细末，储瓶备用。取药末10～15g纳入肚脐窝，外用胶布固定。每日换药1次，直至治愈。
功效主治	祛风止痉。适用于面肌痉挛。

（二）星雄散

药物组成 胆南星8g，明雄黄3g，醋芫花50g，黄芪30g，马钱子总生物碱0.1mg，白胡椒挥发油（后入）0.05ml。

取　穴 神阙。

制法用法 将上述药物烘干，共研细末，再加入白胡椒挥发油，混匀，储瓶密封备用。脐部先用温水洗净并擦干，然后取药面250mg填入肚脐，按紧，用胶布固定。2~7日换药1次。

功效主治 益气化痰，祛风止痉。适用于面肌痉挛。

（三）面痉散

药物组成 全蝎、僵蚕、防风、白附子、白芷、羌活、荆芥穗、天麻各等量。

取　穴 神阙。

制法用法 上述药物共研细末，和匀，储瓶密封备用。临用前先清洁肚脐皮肤，然后取药粉填满肚脐，外以胶布封贴。每2日换药1次，至病愈为止。

功效主治 祛风止痉。适用于面肌痉挛。

（四）复方蜈蝎散

药物组成 全蝎10g，蜈蚣6g，地西泮（安定）12片，卡马西平16片，地巴唑10g。

取　穴 神阙。

制法用法 上述药物共研细末，和匀，储瓶备用。每取药末0.3~0.8g纳入肚脐，外用伤湿止痛膏贴固。每日换药1次。15次是1个疗程。1个疗程无效者改用其他疗法。

功效主治 祛风止痉。适用于面肌痉挛。

注意事项

（1）面肌痉挛患者需注意合理的饮食，少吃辛辣刺激之品，如烟酒、咖啡、浓茶、无磷鱼等，还应少吃甜食、动物脂肪以及精制食品，多食清淡含维生素多的食品，粗粮、鱼类、蔬菜、豆制品和水果等。

（2）面肌痉挛患者需坚持适量的体育锻炼并参加体力劳动，饭后进行室外活动，不得立即卧床睡觉；另外，还要避免熬夜、加班加点，让自己处于一个轻松的环境，避免情绪波动。

（3）提醒面肌痉挛患者应控制体重增加，防止肥胖，然而控制体重不提倡用节食的方法，而应采用少吃多餐以及运动等方法。

第二十五节　肥胖症

肥胖症目前有增加趋势，多由营养不平衡及内分泌失调造成，是一种内分泌新陈代谢性疾病，是临床常见病。

临床表现

（1）**胃肠积热型**　症状为体质肥胖，按之结实，食欲亢进，多餐多食多饮，腹胀便秘，活动少，乏力少气；舌质正常或偏红，苔薄黄或白腻，脉滑。

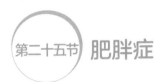

（2）**脾胃俱虚型**　症状为体质肥胖以面、颈部为甚，肌肉松弛，神疲乏力，四肢乏力，形寒肢冷，嗜睡，健忘，纳呆，腹胀，便秘，动则气喘，或见尿少浮肿；舌淡，苔薄白，脉沉细而迟。

（3）**禀赋不足型**　症状为肥胖以臀、腿为主，肌肉松弛，神疲乏力，喜静恶动，面色苍白，纳差，畏寒，伴尿少浮肿，女性可见月经不调、经量减少，男性可见性功能障碍；舌淡有齿痕，苔薄白，脉细缓。女性常见于绝经后或长期服避孕药后，男性多伴有第二性征发育不全、乳房肥大。

（4）**肝郁气滞型**　症状为体型肥胖，胸胁胀闷不舒，甚则疼痛，情志抑郁或易激动，多食或食量正常，少动，动则气短乏力，伴有口臭，腹胀，便秘，小便黄；舌红，苔薄黄，脉弦数或弦滑。

脐疗法

（一）减肥散

药物组成 半夏10g，干荷叶10g，茯苓15g，泽泻15g，焦神曲3g，焦麦芽3g，焦山楂3g，牵牛子3g，槟榔5g。

取 穴 神阙。

制法用法 上述药物共研细末，储瓶备用。取药粉10～15g，将鲜荷叶捣烂取汁，或用大黄15g水煎取汁，调成糊膏状，贴敷肚脐部，外以纱布覆盖，胶布固定。每日换药1次。

功效主治 健脾利湿，利水减肥。适用于肥胖症。

（二）减肥贴

药物组成 党参150g，白术150g，泽泻150g，云茯苓150g，牡丹皮30g，大黄30g，广木香50g，苦参50g，干荷叶100g。

取 穴 中脘、神阙、足三里。

制法用法 上述药物共研细末，和匀，储瓶备用。取药末35g，用冷开水调成糊膏状，分别贴敷中脘、神阙、足三里（双）穴上，上盖纱布，以胶布固定。每日或隔日换药1次。半个月为1个疗程。

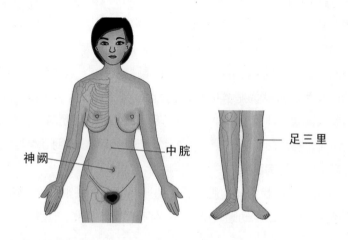

神阙　中脘　足三里

功效主治 健脾利湿，通腑减肥。适用于肥胖症。

（三）白苍佩兰贴

药物组成 佩兰20g，白芷15g，苍术15g，独活10g，木香10g，花椒5g，艾叶5g，桂枝12g。

取　穴 神阙。

制法用法 上述药物加清水适量煎3次，3次煎液混合浓缩成糊状，烘干，研为末，装入小布袋内，封口备用。取药袋敷于神阙穴上，外加包扎固定。15～20日换药1次。3～6次为1个疗程。

功效主治 祛风渗湿，芳香健脾。适用于肥胖症（脾虚湿盛型）。

（四）花黄减肥膏

药物组成 厚朴花30g，玳玳花30g，枳壳30g，苍术30g，小茴香150g，大黄150g。

取　穴 中脘、神阙。

制法用法 上述药物加清水煎3次，3次煎液合并，浓缩成膏状，制成6cm×6cm药饼，装入薄布袋里备用。取药袋贴敷中脘、神阙（肚脐）穴上，外加包扎固定。15～20日换药1次。5次为1个疗程。

功效主治 清胃行气，通腑泻下。适用于肥胖症（胃热滞脾型）。

（五）归芎药袋贴

药物组成 当归30g，川芎15g，三棱10g，莪术10g，乳香5g，没药5g，丁香5g，冰片（另研粉）3g。

取　穴 神阙。

制法用法 上述药物加清水（适量）煎3次，3次煎液合并，加热浓缩，烘干研为粉，制成8cm×8cm药饼，装小薄布药袋中，封口备用。取药袋敷于神阙穴上，外加包扎固定。15～20日换药1次。3次为1个疗程。

功效主治 活血化瘀。适用于肥胖症（气滞血瘀型）。

（六）肥胖症方（一）

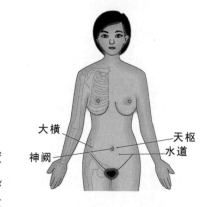

大横
神阙
天枢
水道

药物组成	麻子仁10g，赤芍10g，枳实10g，厚朴10g，大黄10g，杏仁10g，玄参10g，生地黄10g，栀子10g，冰片5g。
取　穴	神阙，可配合敷贴天枢或大横、水道。
制法用法	上述药物研为碎末，取药适量，蜜适量调成糊状，敷脐上，然后用热水袋熨脐30分钟，3~6小时取下药物，每日治疗1次。
功效主治	健脾利湿，通腑减肥。适用于胃肠积热型肥胖症。

（七）肥胖症方（二）

药物组成	熟地黄10g，山药10g，山茱萸10g，枸杞子10g，杜仲10g，菟丝子10g，附子10g，肉桂10g，当归10g，酸枣仁10g，淫羊藿10g，玄参10g，丁香5g，白芷5g。
取　穴	神阙，可配合敷贴肾俞或命门。
制法用法	上述药物研为碎末，取药适量，盐水调成糊状，敷脐上，然后用热水袋熨脐30分钟，3~6小时取下药物，每日治疗1次。
功效主治	清胃行气，通腑泻下。适用于禀赋不足型肥胖症。

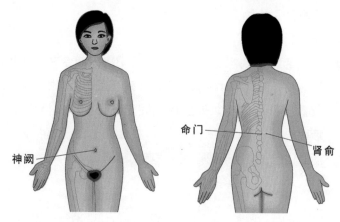

神阙

命门
肾俞

（八）肥胖症方（三）

药物组成　沉香10g，木香10g，乌药10g，槟榔10g，枳实10g，大黄10g，神曲10g，丁香5g。

取　　穴　神阙，可配合敷贴阳陵泉。

制法用法　上述药物研为碎末，取药适量，醋调成糊状，敷脐上，然后用热水袋熨脐30分钟，3～6小时取下药物，每日治疗1次。

功效主治　清胃行气，通腑泻下。适用于肝郁气滞型肥胖症。

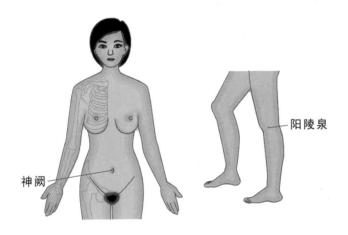

（九）肥胖症方（四）

取　　穴　中脘、神阙、关元、足三里。

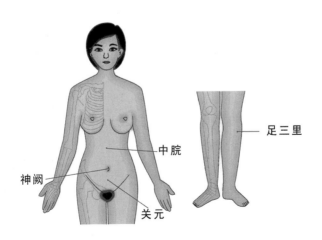

| 制法用法 | 以单纯拔罐法，留罐15~20分钟。每日1次。20次为1个疗程，每疗程间休息3日。 |
| 功效主治 | 健脾利湿，通腑减肥。适用于肥胖症。 |

（十）肥胖症方（五）

取 穴	中脘、神阙、天枢、大横、气海、足三里、丰隆。
制法用法	以艾炷隔姜灸，双侧穴交替使用，每次各灸3~5壮，或以艾条温和灸，每次各灸10~15分钟。一日一法，交替施灸。每日灸1次。15次为1个疗程。
功效主治	健脾利湿，通腑减肥。适用于单纯性肥胖症。

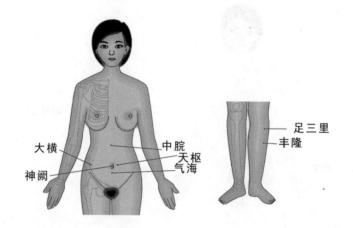

大横　中脘　足三里　丰隆　神阙　天枢　气海

注意事项

　　肥胖症患者常伴有冠心病、脂肪肝、高血压、月经不调等并发症。脐疗减肥疗法操作简便，效果显著，疗效巩固，无不良反应。但患者要逐渐改变不合理的膳食结构，适当控制进食量，做到不饥不吃、吃饱即停，抵制住美味的诱惑，多吃高蛋白、低盐、低糖、低脂肪的食物，禁酒，禁吃油炸食物和夜宵等，养成良好的饮食习惯。同时患者要多做运动，选择适宜的运动形式，如体操、游泳、慢跑、散步、器材健身等，要求每天必须完成一定的运动量。

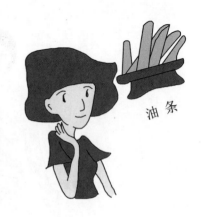

油条

第三章

儿科病症脐疗法

第一节 新生儿黄疸

新生儿黄疸中医学称为"胎黄"，以婴儿出生后皮肤面目发生黄疸为主要表现，肝脾可见肿大，精神倦怠，不欲饮乳，大便或呈灰白色。

临床表现

胎黄有生理性和病理性之分。生理性胎黄通常在生后2～3天出现，4～6天达到高峰，10～14天消退，早产儿可延至3～4周，通常无其他临床症状。缺氧、呕吐、延迟喂养、寒冷、胎粪排出较晚，可加重生理性胎黄。病理性胎黄则在生后24小时以内或生后1周或数周出现黄疸，2～3周仍不消退，甚至持续加重，或消退后复现。

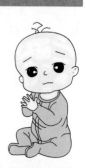

脐疗法

（一）加味金黄散

药物组成 大黄10g，黄柏10g，姜黄10g，白芷10g，厚朴10g，天花粉10g，甘草10g，南星5g，陈皮15g，苍术15g。阳黄类加生大黄20g，阴黄类加肉桂粉6g。

取穴 神阙。

制法用法 上述药物研细末，全部均用藿香正气水将加味金黄散调成糊状。应用时，将药糊做成直径约4cm，厚约1cm的圆形饼状，纳入脐中，外用纱布包扎，每天换药两次。

功效主治 退黄。适用于新生儿黄疸。

（二）新生儿黄疸方（一）

药物组成 砂仁30g，白糖50g，明矾10g，青背鲫鱼1条。

取　　穴 神阙。

制法用法 将上述药物混合放在一起捣烂如膏状。将药膏分为3份，每次取1份，贴于神阙穴。外盖以纱布，胶布固定。每日换药1次，通常2~3天见效。

功效主治 退黄。适用于新生儿阳黄，发热口渴，黄色鲜明，小便短赤，大便秘结，苔黄腻，脉弦数。

（三）新生儿黄疸方（二）

药物组成 赤小豆7粒，甜瓜蒂7粒，丝瓜蒂7粒，鲜茵陈绞汁适量，白矾适量。

取　　穴 神阙。

制法用法 除茵陈汁外，其他药物共研碎为细末，过筛后，与茵陈汁一同调拌成米糊状，备用。取药糊直接置于婴儿脐孔穴。外加纱布覆盖，并加胶布固定。每天换药1~3次，勤贴频换，直到黄疸尽退方可停药。

功效主治 退黄。适用于新生儿出生后颜面、眼睛巩膜、全身皮肤发黄。

（四）新生儿黄疸方（三）

药物组成 茵陈30g，干姜10g，附子30g。

取　　穴 神阙。

制法用法 上述药物一同混合碾碎成细末，备用。取药末10~15g撒于普通膏药或暖脐膏的中央，贴于脐孔上。外覆纱布，以胶布固定。每日换药1次，直到病愈为止。

功效主治 退黄。适用于阴黄，身目俱黄，黄色晦暗，脘闷腹胀，口淡纳呆，大便溏，舌淡黄、苔腻，脉缓濡。

注意事项

（1）黄疸程度不重，通常不要停止母乳喂养　大部分母乳性黄疸对宝宝的危害较小，可继续进行母乳喂养，经过一段时间后，黄疸会自行消退。也可以在医生指导下给宝宝服用苯巴比妥，以促进胆红素的排泄。

（2）暂时停止母乳喂养　若黄疸较重，除胸腹部、面部、白眼珠发黄外，手掌、足底的皮肤也开始发黄，这时应暂停母乳喂养，观察3～4天，等到黄疸略退后再恢复母乳喂养。只有少数病儿在恢复母乳喂养后，其黄疸又加深，但程度通常不会比原来重，可服用苯巴比妥等药物，继续进行母乳喂养。

（3）少数黄疸程度严重者，可暂停母乳喂养，住院治疗　医生会依据患儿病情采用药物或照蓝光的方法来治疗。在暂停母乳喂养期间，妈妈应确保每天按时把乳汁挤出，切勿只顾照看宝宝而忽略对母乳的保护，影响乳汁的正常分泌。

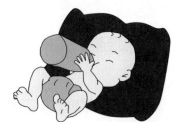

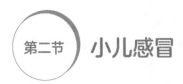 ## 小儿感冒

小儿感冒，现代医学称为上呼吸道感染。本病一年四季都能发生，是小儿常见病。

临床表现

小儿感冒以幼儿期发病最多，学龄儿童慢慢减少。临床轻症只有鼻部症状，也可出现流泪、轻咳或者咽部不适，4天内自然痊愈。若感染涉及鼻咽部，常有发热、咽痛、扁桃体炎，发热可持续2～3天或1周左右。重症体温呈高热，伴有冷感、头痛、全身无力、食欲锐减、睡眠不安，可因鼻咽部分泌物造成频繁咳嗽。小儿感冒以风寒和风热两种类型为主。

（1）风寒感冒　症状为发热较轻，不出汗，畏寒怕冷。同时，流清水鼻涕、咳嗽阵阵、痰清稀易咳出、舌苔薄白。

（2）风热感冒　症状为高热、汗多、口唇红、咽干痛，鼻塞、流黄鼻涕，咳嗽声音重浊，痰少不易咳出，舌苔黄腻。

（3）暑湿感冒　症状为高热无汗，头痛困倦，胸闷恶心，厌食不渴，呕吐或大便溏泄，鼻塞，流涕，咳嗽。舌质红，舌苔白腻或黄腻。

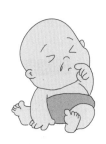

脐疗法

（一）退热膏

药物组成　金银花30g，连翘30g，生石膏30g，薄荷30g，甘草6g，僵蚕6g。

取　穴　神阙、大椎。

制法用法　上述药物共研细末，和匀，储瓶备用。取药末6～9g，以米醋调成糊状，敷于肚脐上和大椎穴上，常规固定。每日换药1次。

功效主治　辛凉解表，清热消肿。适用于小儿风热感冒、发热、咽喉红肿。

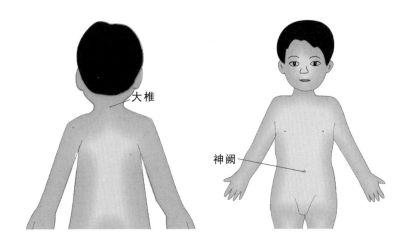

（二）绿豆粉

药物组成　绿豆粉10g，薄荷10g，鸡蛋清适量。

取　穴　神阙、膻中。

| 制法用法 | 将薄荷研末，与绿豆粉、鸡蛋清调成糊状，备用。取药糊10g，外敷于神阙、膻中穴，上盖纱布，以胶布固定。每日换药1次。 |
| 功效主治 | 辛凉清热。适用于小儿发热。 |

（三）泻火退热泥

药物组成	生石膏12g，金银花9g，板蓝根9g，鲜西瓜皮15g。
取　穴	神阙。
制法用法	上述药物共捣烂如泥，拌匀，备用。取适量药泥，填于患者肚脐上。每日换药2次或3次，连续填脐2～3日。
功效主治	清热解毒，透热利水。适用于外感发热、咽喉肿痛。

（四）龙糖冰片糊

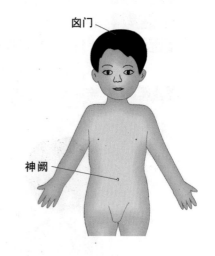

凶门

神阙

药物组成	活地龙20条，白糖、冰片各适量。
取　穴	神阙、凶门。
制法用法	将地龙与白糖拌匀1小时后，去地龙，留黏液，加入冰片及75%乙醇5ml备用。取药糊，外涂肚脐及凶门。每日涂2次或3次。通常当日见效。
功效主治	祛风，清热，解表。适用于小儿感冒。

（五）小儿感冒方

取　穴	百会、神阙、关元、大椎、足三里。
制法用法	以艾炷隔姜灸，各灸5～7壮，每日灸1次。以艾条温和灸，各灸10～15分钟，以局部皮肤红润灼热为度，每日灸1次。
功效主治	滋阴退热。适用于体虚感冒、气虚发热。

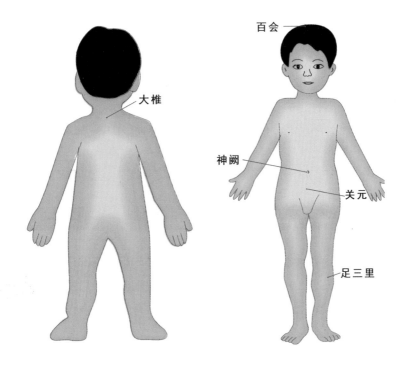

注意事项

（1）宝宝年龄越小，越需休息和护理，待症状消失后再恢复活动，避免因病灶未能清除而复发，有发热的宝宝，应卧床休息，以减少其中枢神经系统的刺激。

（2）选择易消化的食物，少食多餐，若强求宝宝进食，将导致宝宝胃肠负担重，对身体和疾病恢复都有害，宜少食多餐，多给宝宝喝一些水果汁。

（3）保持宝宝的房间空气流通，对于发热的宝宝，新鲜的空气有助皮肤有效出汗而降低体温，不能直接对着宝宝吹风，而导致宝宝皮肤血管收缩，加重病情。

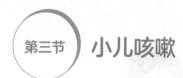

第三节 小儿咳嗽

咳嗽是指肺失宣肃，肺气上逆，以出现咳声或咳吐痰液为主要表现的一种病证。有声无痰称为咳，有痰无声称为嗽，有声有痰称为咳嗽。

临床表现

咳嗽可能是儿童的唯一症状，主要是长期顽固性干咳，常常在吸入刺激性气味、冷空气、接触变应原、运动或上呼吸道感染后发生，部分患儿没有任何诱因。多在夜间或凌晨加重。有的患儿发作有一定的季节性，以春秋为多。

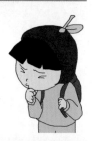

脐疗法

（一）菜金糊

药物组成 莱菔子9g，鸡内金9g，川厚朴9g，大黄6g，芒硝6g。

取　　穴 神阙。

制法用法 上述药物共研细末，和匀，储瓶备用。取适量药末，以温开水调和成糊状，外敷肚脐处，上盖纱布，以胶布固定。每日换药1次，至病愈为止。

功效主治 通腑导滞，理肺止咳。适用于小儿咳嗽。

（二）肺炎泥

药物组成 新鲜白毛夏枯草30g，鲜青蒿30g。

取　　穴 神阙。

制法用法 上述药物洗净后共捣烂如泥，如无鲜品，用干品研细醋调成泥，备用。取药泥糊敷肚脐上，上盖纱布，以胶布固定。每日换药1次。

功效主治 清肺止咳。适用于小儿肺炎、咳喘。

（三）明矾膏

药物组成 白矾60g，米醋50ml，面粉、蜂蜜各适量。

取　　穴 神阙。

制法用法 将白矾研末，与面粉一同拌匀，以米醋调成稠膏状，备用。取药膏15g，贴敷于肚脐上，纱布盖之，以胶布固定。每2日换药1次。连贴10日为1个疗程。

功效主治 清肺化痰，止咳平喘。适用于小儿痰多气促（咳喘）。

（四）清肺止咳散

药物组成 栀子9g，黄芩9g，桑白皮9g，大黄9g，百部10g，天冬10g。

取　　穴 神阙。

制法用法 上述药物共研细末，和匀，储瓶备用。取适量药末，以凉开水调和成糊状，敷于肚脐上，外盖纱布，以胶布固定。每日换药1次，直至病愈。

功效主治 清泻肺热，润肺止咳。适用于肺热咳嗽。

（五）加味二陈散

药物组成 紫苏叶4g，防风4g，法半夏4g，茯苓4g，陈皮3g，甘草2g，杏仁2g，白芥子1g。如果久咳不止，可加罂粟壳、五味子各1.5g。

取　　穴 神阙。

制法用法 上述药物共研细末，和匀，储瓶备用。取药末适量，用清水适量调匀成糊状，外敷于患儿肚脐处，上盖纱布，以胶布固定。每日换药1次。5次为1个疗程。

功效主治 疏风散寒，宣肺止咳。适用于小儿风寒咳嗽。

（六）麦冬玉竹散

药物组成 麦冬10g，玉竹10g，北沙参10g，杏仁10g，浙贝母10g，栀子9g，白蜜适量。

取　　穴 神阙。

制法用法 上述药物共研细末，储瓶备用。用时取适量药末，用蜂蜜调成糊状，敷贴于肚脐上，外以纱布覆盖，用胶布固定。每日换药1~2次。1周为1个疗程。

功效主治 养阴润燥，清热化痰。适用于燥热型咳嗽。

（七）参龙白术散

药物组成 白芥子、苍术、细辛、甘遂、吴茱萸、青木香、川芎、雄黄、丁香、肉桂、皂角各等量，红参为单味药的1/10量。

取　穴 肺俞、天突、膻中、神阙。

制法用法 前11味药总量平均10g用海龙1条。上述药物共研细末，和匀，储瓶备用。每取药末适量，用姜汁调成糊状，入适量冰片和匀，外敷于肺俞、天突、膻中、神阙穴上，上盖纱布，用胶布固定，6~20小时除去。7~10日贴敷1次。5次为1个疗程。每疗程间隔10日。

功效主治 温化痰饮，扶正止咳。适用于小儿咳嗽（阳虚型）。

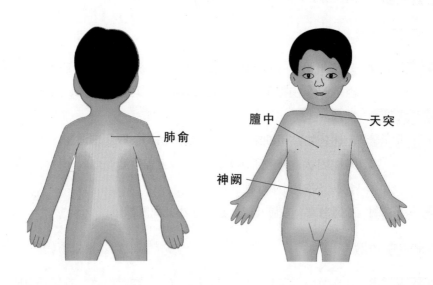

（八）天竺止喘散

药物组成 天竺黄10g，天南星10g，雄黄1g，朱砂1g，丁香2g。

取 穴 神阙。

制法用法 上述药物共研细末，和匀，储瓶备用。每取适量药末，填入肚脐，外以纱布固定。每日换药1次。10日为1个疗程。

功效主治 清热化痰，止咳平喘。适用于小儿痰喘。

（九）清热止咳膏

药物组成 生石膏6g，枳实10g，瓜蒌12g，胆矾3g，冰片3g。

取 穴 涌泉、神阙、大椎。

制法用法 上述药物共研细末，和匀，用凡士林调和成糊膏状，储瓶备用。取适量药膏，外敷于患儿双足涌泉穴及神阙穴上，外加包扎固定，或同时加敷大椎穴。每日换药1次。连用5～7日。

功效主治 清热宣肺，化痰止咳。适用于小儿咳嗽。

（十）百地麦参散

药物组成 生地黄10g，百合10g，麦冬10g，五味子10g，人参6g。

取 穴 神阙。

制法用法 上述药物共研细末，储瓶备用。用时取适量药末，用凉开水调成糊状，敷贴病儿肚脐上，上盖纱布，以胶布固定。每日换药1次。

功效主治 养阴止咳。适用于小儿阴虚型咳嗽。

（十一）小儿咳嗽方

取 穴 肺俞、脾俞、大椎、身柱、定喘、丰隆、神阙。

制法用法 用单独拔罐法。每取2穴或3穴，交替应用，留罐5～10分钟。每日或隔日1次。

功效主治 化痰止咳。适用于小儿咳嗽。

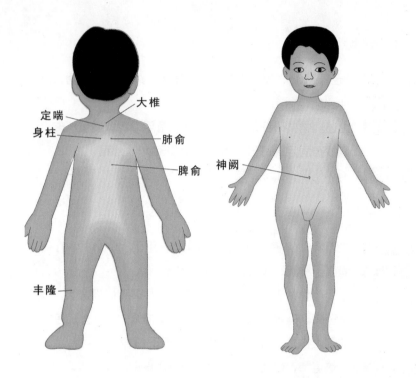

注意事项

（1）保证充足睡眠　睡眠时，全身肌肉松弛，对外界刺激反应下降，心跳、呼吸、排泄等活动减少，有助于各种器官功能恢复及疾病的康复。应设法让孩子多卧床休息，确保孩子充足的睡眠，以利于机体康复。

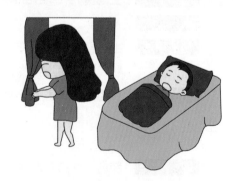

（2）保持居室空气新鲜　经常开窗通气，保持室内空气清新，避免房间里充斥着油烟味。

（3）注意饮食调节　中医认为，鱼、蟹、虾以及肥肉等荤腥、油腻食物，可能助湿生痰，有的还可能发生过敏反应，加重病情。辣椒、胡椒、生姜等辛辣食品，对于呼吸道有刺激作用，使咳嗽加重，要注意避免。而新鲜蔬菜如青菜、胡萝卜、西红柿等，可以提供多种维生素和无机盐，有助于机体代谢功能的恢复。

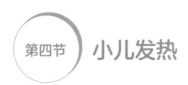

第四节　小儿发热

发热是指体温超过正常范围高限，是小儿极其常见的一种症状。正常小儿腋表体温为36～37℃，腋表若超过37.4℃可认为是发热。在多数情况下，发热是身体与入侵病原作战的一种保护性反应，是人体正在发动免疫系统抵抗感染的一个过程。

临床表现

（1）表热　小儿突然发热，多由外感风寒。其证为喜人怀抱，畏缩，恶风寒，不欲露出头面，面带惨色，不渴，清便自调，吮乳口不热，或鼻塞流涕，或喷嚏，浑身拘急。

（2）里热　发热时，喜露头面仰身卧，扬手掷足，揭去衣被，口渴欲饮，吮乳口热，小便赤，大便闭。

（3）虚热　多从大病后，或温热，或潮热，如同潮汐有定期，或渴或不渴，大小便如常。

（4）实热　面赤腮燥，鼻孔干焦，喜就冷，或合面卧，或仰面卧，露出手足，揭去衣被，大渴不休，大小便秘。

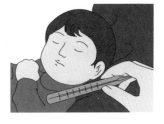

脐疗法

（一）灵虫散

药物组成　威灵仙30g，虫蜕6g，芫荑9g，生天南星9g，杏仁9g，羚羊角（代，另研）1.5g。

取　穴　神阙。

制法用法　上述药物共研细末，过筛和匀，储瓶备用，密封保存。每取适量本散，以凉开水、白酒各半调敷肚脐上，外以纱布覆盖，用胶布固定。每日换药1次。

> **功效主治** 清热化痰，息风止痉。适用于小儿发热痰闭。

（二）二石散

> **药物组成** 青蒿50g，石膏50g，燕子泥50g，滑石30g，茶叶20g，冰片20g。

> **取　穴** 神阙。

> **制法用法** 上述药物共研细末，和匀，储瓶备用，密封保存。每取本散30～50g，用甘油和鸡蛋清各适量，调和成糊状，外敷肚脐上，用油纸覆盖，以胶布固定。每日换药1次。

> **功效主治** 清热透解，解毒利湿。适用于小儿高热。

（三）四石散

> **药物组成** 大蒜30g，芒硝60g，寒水石15g，生石膏100g，滑石100g。

> **取　穴** 神阙。

> **制法用法** 将后4味药共研为细末，和匀，储瓶备用。取药15g与大蒜一同捣烂，以鸡蛋清调和成糊状，外敷肚脐上，4小时取去。不应，次日再敷1次。

> **功效主治** 清热，退腑，利湿。适用于高热。

（四）地龙糊

> **药物组成** 地龙数小条。

> **取　穴** 神阙。

> **制法用法** 将地龙洗净泥土，置于净碗内，上撒白糖，顷刻，地龙全身渗液大出，即死亡，加适量面粉，捣为糊状，备用。取适量药糊，纱布包裹，敷神阙穴30～60分钟，高热即退。

> **功效主治** 清热利窍，息风止痉。适用于小儿高热，伴四肢抽搐之症。

（五）退热方

> **药物组成** 大黄20g，栀子20g，僵蚕20g，牛膝5g，细辛2.5g。

> **取　穴** 神阙、涌泉。

> **制法用法** 上述药物共研细末，和匀，储瓶备用。取药末5～8g，用蜂蜜或米醋

（或白酒）调成糊状，外敷肚脐上或加敷涌泉穴上，过6小时后除去。如热未退，可连续贴治。

功效主治 引热下行，去风定惊。适用于小儿高热不退。

（六）退热膏

药物组成 生石膏100g，青蒿100g，薄荷50g，蒲公英30g，黄芩20g，牛膝10g。

取　穴 神阙、涌泉。

制法用法 上述药物共研细末，和匀，储瓶备用。取适量药末，以蜂蜜调和为糊状，外敷于神阙和涌泉（双）穴上，上盖纱布，以胶布固定。每日换药1次，中病即止。

功效主治 清热透表，导热下行。适用于小儿高热。

（七）退热散

药物组成 文蛤3g，何首乌3g，白矾4g。

取　穴 神阙。

制法用法 上述药物共研细末，和匀，储瓶备用。取药末6～8g，用水调成糊状，外敷肚脐上。每日换药1次，中病即止。

功效主治 凉血，解毒，退热。适用于高热不退。

（八）参芪退热散

药物组成 人参9g，黄芪10g，白术10g，升麻6g，柴胡6g，甘草6g。

取　穴 神阙。

制法用法 上述药物共研细末，储瓶备用。用时取适量药末，用白酒调和成糊状，敷贴在患儿肚脐上，上盖纱布，以胶布固定，每日换药1次，至愈为度。

功效主治 益气健脾退热。适用于气虚型发热。

（九）复方百合散

药物组成 生地黄10g，百合10g，麦冬10g，青蒿30g，地骨皮9g，胡黄连9g，知母9g，牡丹皮9g。

取　穴 神阙。

制法用法 上述药物共研细末，储瓶备用。用时取适量药末，用温开水调和成糊膏状，敷贴在患儿肚脐上，外以纱布覆盖，用胶布固定。每日换药1次，至愈为止。

功效主治 凉血养阴退热。适用于阴虚型发热。

注意事项

发热孩子的饮食应以流食为主，如奶类、米糊、少油的荤汤等。孩子体温下降，食欲好转时，可换为半流质，如蛋花粥、肉末菜粥、面条或软饭，并配一些易消化的菜肴如清蒸鱼等。

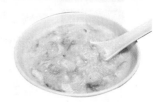

 第五节　小儿积滞

小儿积滞又称为消化不良，是指小儿宿食不化，气滞不行，停滞中脘导致的一种慢性消化功能障碍综合征，是小儿常见病。

临床表现

（1）乳食内积型　症状为乳食不思，食欲不振或拒食，脘腹胀满，疼痛拒按，或伴有嗳腐恶心，呕吐酸馊乳食，烦躁哭闹，夜卧不安，低热，肚腹热甚，大便秽臭；舌红，苔腻。

（2）脾虚夹积型　症状为神倦乏力，面色萎黄，形体消瘦，夜寐不安，不思乳食，食则饱胀，腹满喜按，呕吐酸馊乳食，大便溏薄，夹有乳凝块或食物残渣；舌淡红，苔白腻，脉沉细而滑。

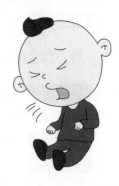

脐疗法

（一）消食熨

药物组成　紫苏叶60g，山楂60g，生姜60g。

取　穴　神阙。

制法用法　将前2味研末，生姜捣烂，一同入锅炒热，以布包裹，备用。取药包趁热熨于肚脐部，并做顺时针按摩。

功效主治　温胃消食止呕。适用于小儿食积呕吐。

（二）白术散

药物组成　白术25g，枳实15g，大黄10g。

取　穴　神阙。

制法用法　上述药物共研细末，储瓶备用。每取适量药末，用白醋调匀敷于肚脐及其周围，用塑料布盖之，并用纱布包扎。每日换药1次。

功效主治　健脾行滞，通腑化积。适用于小儿积滞。

（三）消食散

药物组成　山楂10g，玄明粉10g，莱菔子10g，肉桂6g，厚朴6g，鸡内金9g。

取　穴　神阙。

制法用法　上述药物共研细末，过筛和匀，储瓶备用。取药末3g，用温开水调成糊状，敷于肚脐上，上盖纱布，以胶布固定。每日换药1次。

功效主治　温胃消食，通腑导滞。适用于小儿食积停滞。

（四）玄胡粉

药物组成　延胡索粉3g，胡椒粉0.5g。

取　穴　神阙。

制法用法　将上述药物和匀，填入肚脐，胶布固定或消毒纱布包扎。每日换药1次。

功效主治　消积除胀。适用于小儿积滞。

（五）消积导滞散（膏）

| 药物组成 | 水红花子30g，槟榔10g，莱菔子10g，鸡内金10g，莪术10g，三棱10g，生大黄10g，枳实10g，广木香10g，香油500ml，黄丹180g。 |

取　穴　神阙。

制法用法　上述药物用香油熬枯、去渣，再加黄丹收膏即成，备用。取适量药膏，摊于2cm×3cm塑料布中央，贴敷在患儿肚脐上，再用胶布固定。每日换药1次，贴至病愈为度。

功效主治　活血化瘀，消积导滞。适用于小儿食积。

（六）小儿积滞方（一）

药物组成　玄明粉3g，胡椒粉0.5g。

取　穴　神阙，可配合敷贴上巨虚。

制法用法　上述药物共研细末，以蜂蜜调成糊状，填入脐中，外盖油纸，然后覆盖消毒纱布，胶布固定，每次敷贴3～5小时，每日换药1次。

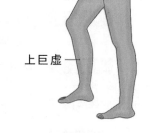

上巨虚

功效主治　消积导滞。适用于乳食内积型小儿食积。

（七）小儿积滞方（二）

取　穴　神阙、中脘。

制法用法　用单纯拔罐法。留罐10～15分钟。起罐后，将玄明粉2.5g，木香（研末）、胡椒粉各0.5g，拌匀，每取1～1.5g撒肚脐上，外用胶布进行固定。每日治疗1次。5次为1个疗程。

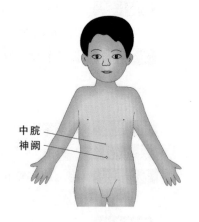

中脘
神阙

功效主治　消积导滞。适用于小儿积滞。

注意事项

提倡母乳喂养，乳食应定时定量，不应过饥过饱，不食用生冷、肥腻、甘甜之物。平时应保持大便通畅，养成良好的排便习惯。可将白萝卜，炖熟后食用，用于食肉过多而引起的食积。

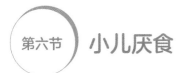

第六节　小儿厌食

小儿厌食属中医学"纳呆""恶食"范畴，是指因为消化功能障碍引起的一种慢性疾病，通常多见于学龄前儿童，成年人也有。

临床表现

（1）脾运失健型　症状为厌恶进食，饮食乏味，食量减少，或有胸脘痞闷，嗳气泛恶，有时多食后脘腹饱胀，大便不调，精神如常；舌苔薄白或白腻。

（2）脾胃气虚型　症状为不思进食，食不知味，食量减少，形体偏瘦，面色少华，精神欠振，或有大便溏薄夹不消化物；舌淡，苔薄白。

（3）脾胃阴虚型　症状为不思进食，食少饮多，口舌干燥，大便偏干，小便泛黄，面黄少华，皮肤欠润；舌红少津，苔少或花剥，脉细数。

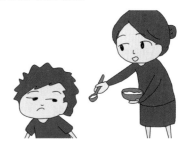

脐疗法

（一）消化膏

药物组成 炒神曲10g，炒麦芽10g，焦山楂10g，炒莱菔子6g，陈皮6g，炒鸡内金6g，延胡索5g，白胡椒5g。

取　穴 神阙、中脘。

制法用法 上述药物共研细末，和匀，储瓶备用。取药末10~15g，调入淀粉1.5g，拌匀，用白开水调成软膏状，敷贴肚脐及中脘穴上，晚敷晨起取。每日1次。5次为1个疗程。

功效主治 消食化积，理气导滞。适用于小儿厌食、饮食停滞、脘腹胀满、呕吐或泄泻等。

（二）厌食散

药物组成 白术150g，茯苓150g，制附子50g，干姜50g，黄连粉60g，肉豆蔻粉60g，神曲100g，生山楂100g，麦芽100g。

取　穴 神阙。

制法用法 上述药物（除研粉药外）用水5000ml，浸2小时，煎30分钟，然后加水复煎1次，2次滤液混合，浓缩成稠液，放入黄连粉、肉豆蔻粉搅匀，烘干压粉，储瓶备用。每次取药末0.1~0.3g，置于肚脐，上压一干棉球，用胶布固定。4小时换药1次。用4日停3日，1周为1个疗程。连用1~2个疗程。

功效主治 健脾温胃，清热，消食。适用于小儿厌食症。

（三）健脾消食散

药物组成 生山楂9g，陈皮6g，白术6g。

取　穴 神阙。

制法用法 上述药物共研细末，储瓶备用。取药末5g，填入患儿肚脐，外以胶布固定。每日换药2次。连续3~5日。

功效主治 健脾消食。适用于小儿脾虚厌食。

（四）脐敷化食丹

药物组成 山甲、鳖甲、鸡内金、使君子、槟榔、麝香、红榆虫、枳壳、甘草各适量。

取 穴 神阙。

制法用法 山甲、鸡内金、鳖甲砂炒醋炙，红榆虫瓦上焙干，诸药混合均匀，粉碎为末加麝香过箩，适量蓖麻油调和，共为黄豆大药丸，重2.5g。将药丸置于2cm×2cm敷料中，中间是塑料薄膜，外层为橡皮胶布，约4cm×4cm，包好置于干燥处。用温水将脐部洗净，擦干，敷化食丹，每3天更换1次，2次为1个疗程。

功效主治 健脾消食。适用于小儿厌食症。

（五）小儿厌食方（一）

药物组成 炒麦芽10g，焦山楂10g，炒神曲10g，炒鸡内金5g，炒莱菔子6g。

取 穴 神阙。

制法用法 上述药物共研细末，和匀，储瓶备用。取药粉适量，加入面粉，和匀，用水调成糊状，于临睡前敷患儿肚脐上，外以纱布固定，次晨取下。每日1次。5次为1个疗程。

功效主治 消食开胃。适用于小儿厌食症。

（六）小儿厌食方（二）

药物组成 黄芪10g，黄精10g，砂仁10g，鸡内金6g，苍术6g，黑牵牛子6g，白牵牛子6g，青黛6g，芒硝6g，麝香各0.15g。

取 穴 神阙。

制法用法 上述药物共研细末，装入布袋内，备用。取药袋佩戴于脐腹部。10日换药1次。

功效主治 健脾消食，逐浊醒胃。适用于脾失健运之厌食。

（七）小儿厌食方（三）

药物组成 炒神曲15g，炒麦芽15g，焦山楂15g，炒莱菔子6g，鸡内金5g，广木香5g，川厚朴5g。

取 穴 神阙、命门。

制法用法 用单纯拔罐法。留罐5～10分钟。起罐后，然后用敷脐法（上药共研细末，备用，每取药末15g，加入淀粉1g拌匀，用白开水调成稠糊状，制成药饼，烘热后贴敷于肚脐上，外用纱布包扎固定）。每日治疗1次。5次为1个疗程。

功效主治 健脾消食。适用于小儿厌食症，兼治小儿积滞。

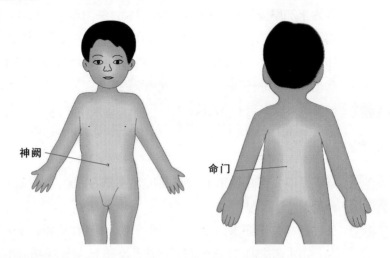

（八）小儿厌食方（四）

取 穴 中脘、神阙、脾俞、肝俞、胃俞、足三里。

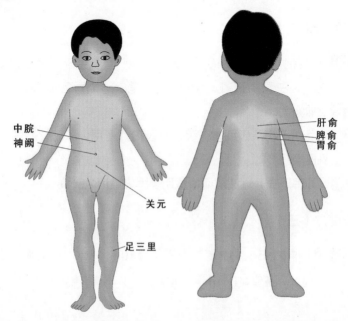

制法用法　用单纯拔罐法。局部常规消毒后采用闪火法拔罐，留罐10～15分钟，至皮肤出现红色瘀血或潮红现象为止。每日治疗1次。10次为1个疗程。疗程间隔3日。

功效主治　健脾消食。适用于小儿厌食症。

（九）小儿厌食方（五）

取　　穴　中脘、神阙、关元、足三里。

制法用法　用艾条温和灸。每次取2穴或3穴或全取，各灸10～15分钟。每日灸1次。10次为1个疗程。

功效主治　健脾消食。适用于小儿厌食或积滞。

注意事项

对儿童，特别是婴幼儿，要掌握正确的喂养方法，饮食起居按时有度。矫治厌食，不得单纯依赖药物，还必须纠正不良的饮食习惯例如贪吃零食、偏食、挑食，要少进甘、肥、油炸、生冷、干硬的食物，禁忌服用补品、补药等。鼓励患儿多吃蔬菜、水果及粗粮。

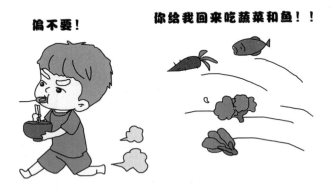

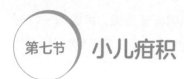

第七节 小儿疳积

疳积又称为疳证，现代医学称营养不良，是小儿常见的一种慢性消化性疾病。各年龄都能罹患，尤以1～5岁小儿为多。

临床表现

（1）疳气　症状为形体略较消瘦，面色萎黄少华，毛发稀疏，食欲不振，或能食善饥，大便干稀不调，精神欠佳，容易发脾气；舌淡红，苔薄微腻，脉细。

（2）疳积　症状为形体显著消瘦，面色萎黄无华，肚腹膨胀，甚则青筋暴露，毛发稀疏如穗，精神不振或易烦躁激动，睡眠不宁，或伴有揉眉挖鼻、咬指磨牙等动作异常，食欲不振或多食多便；舌淡，苔薄腻，脉沉细。

（3）干疳　症状为极度消瘦，呈老人貌，皮肤干瘪起皱，皮包骨头，精神萎靡，啼哭无力且无泪，毛发干枯，腹凹如舟，杳不思纳，大便稀溏或便秘，偶尔有低热，口唇干燥；舌淡或红，少津，脉沉细弱。

（4）眼疳　症状为两目干涩，畏光羞明，时常眨眼，眼角赤烂，目睛失泽，甚至黑睛浑浊，白睛生翳，夜晚视物不清；舌淡，苔薄白，脉细弱。

（5）口疳　症状为口舌生疮，口腔糜烂，秽臭难闻，面赤唇红，烦躁哭闹，小便赤黄，或发热；舌红，苔薄黄，脉细数。

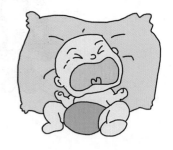

（6）疳肿胀　症状为足踝、目胞浮肿，甚则四肢浮肿，按之凹陷，小便较少，面色无华，全身乏力；舌淡嫩，苔薄白。

脐疗法

（一）消疳散

药物组成 黄芪15g，生麦芽15g，白术12g，芜荑12g，厚朴9g，槟榔9g，青皮9g，胡黄连6g，使君子30g。

取 穴 神阙。

制法用法 上述药物共研细末，和匀，储瓶备用。取药末15g，用食醋调成糊状，敷于肚脐处，上盖纱布，以胶布固定。每日换药1次。

功效主治 健脾消食，理气消胀，杀虫消积。适用于虫积疳证。

（二）二仁散

药物组成 桃仁10g，杏仁10g，使君子10g，胡黄连10g，桂枝10g，全蝎6g。

取 穴 神阙。

制法用法 上述药物共研细末，和匀，储瓶备用。取药末6g，用温开水或黄酒调为面团状，置肚脐上，以麝香止痛膏外加固定。每日换药1次。

功效主治 杀虫消积。适用于小儿疳积。

（三）二叶散

药物组成 吴茱萸3g，生香附3g，鲜萆草叶15g，鲜侧柏叶15g，鸡蛋1枚。

取 穴 神阙。

制法用法 先将前2味药共研为细末，再入鲜萆草叶、鲜侧柏叶捣烂如泥，入适量鸡蛋清调成糊膏状，搓成药饼，备用。取药饼敷于患儿肚脐上，外以宽布带束之固定，待药饼干燥或脐部发痒时即可除去药饼。每日换药1次。

功效主治 健脾消积。适用于小儿疳积，尤以症见面黄肌瘦、腹部膨大及水泻的疳积证为宜。

（四）疳积膏（一）

药物组成 红花15g，栀子15g，飞罗面15g，阿魏10g，葱白6个，蜂蜜45g，麝香0.6g。

| 取　　穴 | 神阙。 |

制法用法 先将红花、阿魏、栀子一同研细末，与飞罗面混合，然后将葱白切碎捣烂，加入蜂蜜，与前药物共调成软膏状，入瓷罐密封，不使透气，备用。上述药物膏分成2份，摊于黑布上，再将麝香研为细末，分别撒在2份膏药上。先用一贴贴敷肚脐，外用长布缠裹固定。3日后换贴另一贴；过3日再将前膏药加蜂蜜适量调匀换贴。如前法，前后共贴12日即可去膏药。

功效主治 活血化瘀，消炎解毒，软坚消积。适用于小儿疳积。

（五）疳积膏（二）

药物组成 党参10g，白术10g，当归9g，三棱9g，莪术9g，黑牵牛子9g，白牵牛子9g，山栀子9g，龙胆草9g，胡黄连6g，大黄6g，槟榔6g，木香6g，巴豆3g，雄黄3g，陈皮5g，石膏30g。

取　　穴 神阙。

制法用法 上述药物共研细末，和匀，储瓶备用。取药末6～15g，用蜂蜜调成糊状，贴敷肚脐上，上盖纱布，以胶布固定。每日换药1次。

功效主治 健脾消食，活血化瘀，清热解毒，通腑导滞，理气消胀。适用于小儿疳积。

（六）疳积散

药物组成 杏仁20g，桃仁20g，山栀子20g，大枣（去核）20g，芒硝20g。

取　　穴 神阙。

制法用法 上述药物共研细末，和匀，储瓶备用。取药末20g，加入葱白7根，黄酒2滴，适量鸡蛋清，调和均匀，捏成圆形药饼，贴敷肚脐，外以纱布包扎固定。每日换药1次。

功效主治 调脾和胃，理气和血，清热除烦，消食化积。适用于小儿疳证。

（七）治疳消胀糊

药物组成 炒神曲10g，炒麦芽10g，焦山楂10g，炒莱菔子6g，炒鸡内金5g。

取　　穴 神阙。

制法用法 上述药物共研细末，和匀，储瓶备用。服药末15g，加入淀粉1g左右拌匀，用白开水调成稀糊状，临睡前贴在肚脐上，绷带固定，第2日早晨取下。每晚1次。

功效主治　消食，化积，消胀。适用于小儿疳积、腹胀。

（八）健脾消疳丹

药物组成　黄芪15g，茯苓15g，白术15g，炙甘草15g，制厚朴15g，槟榔15g，山楂15g，麦芽15g，神曲15g，陈皮15g，益智仁15g，木香15g，砂仁15g，山药15g，莪术15g，使君子15g，川楝子15g，胡黄连15g，芜荑15g。

取　穴　神阙。

制法用法　上述药物用香油500ml浸1小时，加热熬枯去渣，加入黄丹收膏，朱砂3g搅拌，备用。取适量药膏，搓成药饼，贴肚脐上。每3日换药1次。

功效主治　健脾行气，消食化积。适用于疳积，虚中有积、肿胀泄泻及麻疹后将成疳者。

（九）香莱棱莪散

药物组成　木香12g，陈皮12g，莱菔子12g，三棱10g，莪术10g，槟榔10g，姜黄3g。

取　穴　神阙。

制法用法　上述药物共研细末，和匀，储瓶备用。取药末10g，用凡士林或麻油调成糊状，敷于肚脐上，上盖纱布，以胶布固定。每日换药1次。

功效主治　理气消积。适用于小儿疳积。

（十）小儿疳积方（一）

药物组成　芒硝15g，吴茱萸15g，生香附15g，葎草叶15g，侧柏叶15g，小茴香6g，白胡椒6g。

取　穴　神阙、涌泉。

制法用法　上述药物共研极细末，和匀，储瓶备用。每取此散30g，用鸡蛋清调成糊状，外敷于肚脐和涌泉（双）穴上，上盖敷料，以胶布固定。每日换药1次，10次为1个疗程。或浸泡双足再敷（即取本方1剂，加入600ml清水，煎数沸后，将药液倒入脚盆内，等到温后浸泡双足，并洗小腿，每次浸泡20分钟后，再敷药）。

功效主治 温通导滞，解郁消积。适用于小儿疳积。

（十一）小儿疳积方（二）

药物组成 防己10g，黄芪10g，甘草10g，炒白术10g，桂枝10g，茯苓10g，猪苓10g，泽泻10g，肉桂5g。

取　穴 神阙穴，可配合敷贴阴陵泉、三阴交。

制法用法 上述药物研为碎末，取药适量，姜汁调成糊状，敷脐上，然后用热水袋熨脐5分钟，6～12小时取下药物，4～7天治疗1次。

功效主治 温通导滞。适用于疝肿胀。

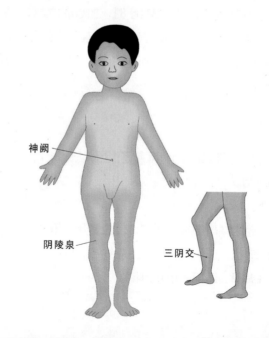

注意事项

应鼓励母乳喂养，纠正患儿不良饮食习惯，注意营养平衡及饮食卫生；积极预防脾胃疾病和寄生虫病，及时矫治先天性畸形如兔唇、腭裂；对于重症疳证患儿要注意观察面色、精神、二便、哭声等情况，做好皮肤、口腔、眼部的护理，以免患儿发生压疮、口疮、眼疳。

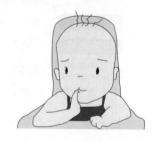

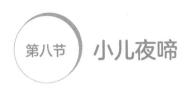

第八节 小儿夜啼

婴儿白天可安静入睡，入夜则啼哭不安，时哭时止，或每夜定时啼哭，甚至整夜啼哭称为小儿夜啼。多见于新生儿以及6个月内的婴儿。

临床表现

（1）脾寒气滞型　症状为啼哭时哭声低弱，时哭时止，面色苍白，唇色淡红，睡喜蜷曲，腹喜按摩，四肢欠温，吮乳无力，胃纳欠佳，大便溏薄，小便较清；苔薄白，指纹多淡红。

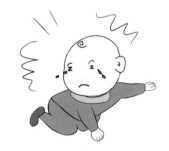

（2）心经积热型　症状为啼哭时哭声较响，见灯尤甚，哭时面赤唇红，烦躁不宁，身腹俱暖，大便秘结，小便短赤；舌尖红，苔薄黄，指纹多紫。

（3）惊恐伤肾型　症状为夜间突然啼哭，似见异物状，神情不安，时作惊惕，紧偎母怀，面色苍白，哭声时高时低，时急时缓；舌苔正常，指纹色紫，脉数。

脐疗法

（一）镇静丹

药物组成　丁香3粒，钩藤3g，蝉蜕2g。

取　　穴　神阙。

制法用法　上述药物共研细末，和匀，备用。取药末6g，用水调成糊，敷于肚脐上，外用纱布包扎固定。每日换药1次，中病即止。

功效主治　平肝息风，镇静安神。适用于小儿夜啼。

（二）蝉蜕散

药物组成 蝉蜕16g，朱砂1g。

取　穴 神阙。

制法用法 上述药物共研细末，储瓶备用。取药末1.7g，用温开水调成糊状，置肚脐上，外加固定。每日1次。

功效主治 祛风，清心，安神。适用于婴儿夜啼。

（三）五倍散

药物组成 朱砂0.5g，五倍子1.5g，陈细茶适量。

取　穴 神阙。

制法用法 将前2味药共研细末，细茶嚼烂与药末混合，加少量的水，调和成膏，搓成药饼，储存备用。将药饼敷于肚脐上，按紧，外用纱布覆盖，胶布固定。每晚换药1次。

功效主治 清热除烦，镇静安神。适用于小儿夜啼。

（四）镇静膏

药物组成 灯心草4g，朱砂9g，僵蚕9g，钩藤9g，黑牵牛子3g。

取　穴 神阙、劳宫。

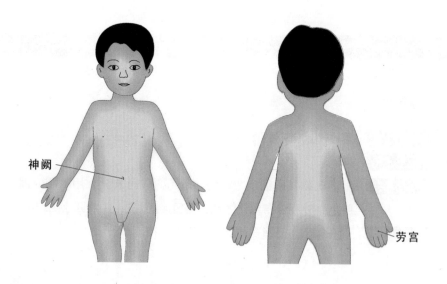

神阙

劳宫

> **制法用法** 上述药物共研细末，和匀，储瓶备用。取药末30g，用米汤调成糊膏状，外敷于肚脐和掌心（劳宫）上。每天下午2～3时敷膏药1次，至睡前再敷1次。连敷3～5日。

> **功效主治** 平肝息风，清心安神。适用于小儿夜啼。

（五）乌药散

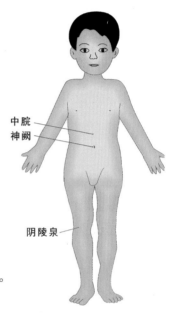

> **药物组成** 乌药10g，当归10g，沉香10g，丁香10g，檀香10g，木香10g，藿香10g，甘草10g，白果仁10g，远志10g，砂仁6g。

中脘
神阙
阴陵泉

> **取　穴** 神阙，可配合敷贴中脘、阴陵泉。

> **制法用法** 上述药物研为碎末，取适量药，姜汁调成糊状，敷脐上，然后用热水袋熨脐5分钟，6～12小时取下药物，4～7天治疗1次。

> **功效主治** 镇静安神。适用于脾寒气滞型小儿夜啼。

（六）牵牛散

> **药物组成** 黑牵牛子10粒。

> **取　穴** 神阙。

> **制法用法** 将上述药物研细末，备用。于临睡前，取药末3g，填入脐中，或用温水调敷肚脐上，外以纱布覆盖，胶布固定。每晚换药1次。

> **功效主治** 利水去烦，安神止啼。适用于小儿夜啼。

（七）朱砂安定饼

> **药物组成** 朱砂0.5g，五倍子15g，黄连3g，生地黄10g，陈茶水适量。

> **取　穴** 神阙。

> **制法用法** 将前4味药共研为细末，和匀，储瓶备用。取药末5～10g，用陈茶水调成糊状，捏成小药饼，外敷于肚脐上，用胶布固定。每晚更换1次。通常敷2～6次后症状消失。

> **功效主治** 清热凉血，镇静安神。适用于小儿夜啼。

（八）宝贝夜宁散

> 药物组成 血竭3g，冰片1g，朱砂1g，硝石5g，石菖蒲6g，肉桂6g。
>
> 取　穴 神阙。
>
> 制法用法 上述药物共研细末，和匀，储瓶备用。取药末5g，置于肚脐，外固麝香止痛膏封贴，每日1换。
>
> 功效主治 清阳祛风，引火归元，安神定志，活血通络。适用于小儿夜啼。

（九）导赤散加减

> 药物组成 生地黄10g，甘草（生）10g，木通10g，灯芯草10g，夜交藤10g，丁香3g。
>
> 取　穴 神阙，可配合敷贴少府。
>
> 制法用法 上述药物研为碎末，取药适量，姜汁调成糊状，敷脐上，然后用热水袋熨脐5分钟，6~12小时取下药物，4~7天治疗1次。
>
> 功效主治 镇静安神。适用于心经积热型小儿夜啼。

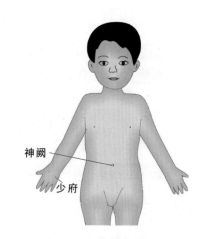

神阙

少府

（十）吴萸倍砂糊

> 药物组成 吴茱萸30g，五倍子15g，面粉15g，朱砂6g。
>
> 取　穴 神阙、涌泉。
>
> 制法用法 上述药物共研细末，和匀，储瓶备用。取药末30g，用温水调成糊状，外敷于神阙和涌泉（双）穴上，上盖纱布，以胶布固定。每日换药1次。
>
> 功效主治 导热下行，清心安神。适用于小儿夜啼。

（十一）小儿夜啼方

> 药物组成 朱砂20g，琥珀20g，吴茱萸10g。
>
> 取　穴 神阙。

制法用法　上述药物共研细末，和匀，储瓶备用。取药末1～2g，以温开水或蜂蜜调和成饼状，置于肚脐，外用胶布固定。48小时1换。7次为1个疗程。

功效主治　活血安神，导热下行。适用于小儿夜啼。

注意事项

（1）要注意防寒保暖，但也不宜衣被过暖。

（2）孕妇及乳母不得过食寒凉及辛辣热性食物，勿受惊吓。

（3）不能将婴儿抱在怀中睡眠，不通宵开启灯具，养成良好的睡眠习惯。

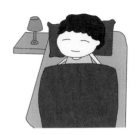

（4）注意保持周围环境安静祥和，检查衣服被褥有无异物刺伤皮肤。

（5）婴儿无原因啼哭不止，要注意寻找原因，如饥饿、过饱、闷热、寒冷、虫咬、尿布浸渍、衣被刺激等，去除引起啼哭的原因。

 ## 小儿遗尿

遗尿，又称为尿床，是指5岁以上的小儿睡眠中经常小便自遗，醒后方觉的一种病证。本病常见于10岁以下的小儿，也有病情反复延至更大年龄者。迁延不愈者可导致儿童精神抑郁，影响身心健康。5岁以下的小儿，因为脏腑未坚，对排尿的自控能力差，常可发生遗尿；学龄期儿童，因睡前多饮，或疲劳酣睡，偶有睡中遗尿者，均不属病态。

临床表现

（1）肾气不固型　症状为睡中经常遗尿，甚者一夜数次，尿清而长，醒后方觉，神情乏力，面白肢冷，腰腿酸软，智力较差；舌质淡，苔薄白，脉沉细无力。

（2）肺脾气虚型　症状为睡中遗尿，少气懒言，神倦乏力，面色少华，常自汗出，食欲不振，大便溏薄；舌淡，苔薄，脉细少力。

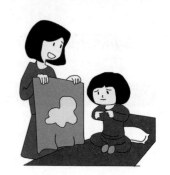

（3）肝经湿热型　症状为睡中遗尿，尿黄量少，尿味臊臭，性情急躁易怒，或夜间梦语磨牙；舌红，苔黄或黄腻，脉弦数。

脐疗法

（一）五菟散

药物组成　五倍子12g，五味子12g，菟丝子12g。

取　穴　神阙、命门。

制法用法　上述药物共研细末，备用。取药末6～8g，用温开水调为糊状，外敷肚脐、命门穴，上盖纱布，以胶布固定。每日换药1次。

功效主治　益肾，涩肠，止泻。适用于小儿遗尿。

（二）金菖散

药物组成　鸡内金20g，冰片4g，肉桂6g，丁香6g，石菖蒲10g。

取　穴　神阙。

制法用法　上述药物共研细末，储瓶备用。上述药物分成8份，每日取药末1份，置肚脐上，用麝香止痛膏固定。每日1换。

功效主治　温肾化积，开窍止遗。适用于小儿遗尿。

（三）牡蛎散

药物组成　牡蛎6g，花椒6g，陈艾叶15g，百部9g。

取 穴	神阙。
制法用法	上述药物共研细末，入小布袋内，备用。将药袋置于患儿肚脐上。每日换药1次，直至痊愈。
功效主治	温肾固涩。适用于小儿遗尿（虚寒型）。

（四）智香饼

药物组成	益智仁3g，公丁香5粒，八角茴香1个，龙眼核1个。
取 穴	神阙。
制法用法	上述药物共研细末，和匀，储瓶备用。取药末5～8g，用生姜汁调匀，捏成1个药饼，于每晚小儿上床睡觉时，将药饼烘热，敷于肚脐上，纱布盖之，胶布固定，翌晨去掉。
功效主治	温肾缩泉。适用于小儿遗尿。

（五）麻益散

药物组成	麻黄2份，肉桂1份，益智仁1份。皮肤过敏，加冰片0.1g。
取 穴	神阙。
制法用法	上述药物共研细末，和匀，储瓶备用。每取此散3g，用适量食醋调匀捏成饼状，敷于肚脐上，上覆盖纱布，以胶布固定。36小时后取下，间隔6小时再如上法用之。用3次后，每周1次。5次为1个疗程。
功效主治	宣肺温肾，缩泉止遗。适用于小儿遗尿。

（六）复方丁桂散

药物组成	丁香1份，肉桂1份，五味子2份，菟丝子2份，覆盆子2份，金樱子2份，仙茅2份，山茱萸2份，桑螵蛸2份，补骨脂2份。
取 穴	神阙。
制法用法	上述药物共研细末，储瓶备用。用时取适量药末，用凉开水调成糊状，敷贴于脐孔上，上盖纱布，以胶布固定，每日换药1次，10次为1个疗程。
功效主治	温肾固涩止遗。适用于遗尿（肾阳亏虚型）。

（七）小儿遗尿方（一）

药物组成 丁香30g，肉桂30g，五倍子30g，五味子30g，补骨脂30g。

取穴 神阙。

制法用法 上述药物共研细末，和匀，储瓶备用。取此散5~8g，以白酒调成糊状，敷于肚脐上，上盖纱布，以胶布固定。每晚换药1次，至病愈为度。

功效主治 温肾益气，固涩止遗。适用于小儿遗尿（肾气不固型）。

（八）小儿遗尿方（二）

药物组成 覆盆子60g，金樱子60g，菟丝子60g，五味子60g，仙茅60g，山茱萸60g，补骨脂60g，桑螵蛸60g，丁香30g，肉桂30g。

取穴 神阙。

制法用法 上述药物共研细末，和匀，储瓶备用。取药粉2~3g纳入肚脐，滴入1滴或2滴乙醇或白酒，再贴上暖脐膏。每3日换药1次。如果遗尿严重者，可加服本散3~6g，用白糖水送服，每日早、晚各服1次。

功效主治 温肾固涩。适用于小儿遗尿。

（九）小儿遗尿方（三）

药物组成 生附子、五倍子、覆盆子、桑螵蛸各等分。

取穴 神阙。

制法用法 将上述药物研成粉末状，密封备用。将大葱白捣成泥，加药适量调成团状。以乙醇消毒肚脐。等到乙醇干燥后将准备好的药团置于神阙穴内，外以纱布覆盖，伤湿止痛膏固定。每晚睡前贴1次，次日晨取下，4周为1个疗程。

功效主治 温肾固涩止遗。适用于小儿遗尿。

（十）小儿遗尿方（四）

药物组成 龙胆草10g，黄芩10g，炒山栀10g，泽泻10g，木通10g，柴胡10g，当归10g，生地黄10g，车前子10g，甘草10g，黄连10g。

取穴 神阙，可配合敷贴曲泉。

| 制法用法 | 上述药物研为碎末，取药适量，姜汁调成糊状，敷脐上，然后用热水袋熨脐5分钟，6~12小时取下药物，4~7天治疗1次。 |
| 功效主治 | 温肾固涩。适用于小儿遗尿。 |

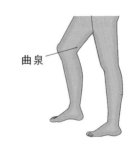

（十一）小儿遗尿方（五）

取　穴	神阙穴与中极穴各为1点；两穴之间每隔2横指处加1点，共5点；然后左右旁开3横指各1个点，共6个点。
制法用法	先用走罐法（成人用密排罐法）或用抽气储水罐法。留罐5~10分钟，或以皮肤微红为宜。起罐后，再用艾叶、食盐各等分，炒热，用布包好，趁热走熨应拔部位，隔日1次。
功效主治	温肾固涩。适用于小儿或成人遗尿。

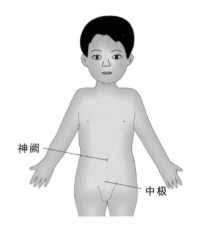

（十二）小儿遗尿方（六）

| 取　穴 | 神阙、关元、中极、膀胱俞、三阴交。 |

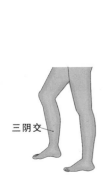
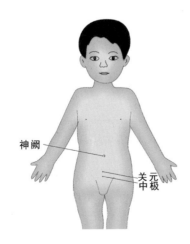
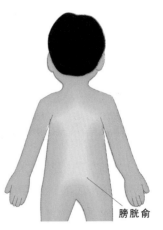

制法用法 ①以艾条温和灸。每次取3~4穴，各灸10~15分钟。每晚1次。②以艾炷隔姜（或盐）灸。各灸3~5壮。每日灸1次。③以艾炷隔药饼灸。取神阙穴，用五味子、五倍子各10g，研为细末，用食醋调匀捏1个药饼，贴于肚脐上，用胶布固定，用艾条（隔胶布）悬灸10~15分钟。每日于睡前治疗1次，次日早晨取下。

功效主治 温肾固涩。适用于小儿遗尿。

注意事项

学龄儿童因为白天游戏玩耍过度，夜晚熟睡不醒，偶尔发生遗尿者，均非病态。本病严重者易产生自卑感，影响身心健康及生长发育，应及早治疗。家长切忌打骂、责罚，应鼓励患儿消除怕羞及紧张情绪，建立起战胜疾病的信心。

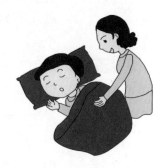

第十节 小儿腹泻

小儿腹泻属中医学"泄泻"范畴，现代医学称为急性肠炎，是小儿常见病，尤其以婴幼儿居多。

临床表现

（1）伤食型 症状为大便稀溏，夹有乳凝块或食物残渣，气味酸臭，或如败卵，脘腹胀满，便前腹痛，泻后痛减，腹痛拒按，嗳气酸馊，或有呕吐，不欲乳食，夜卧不安；舌苔厚腻，或微黄，脉滑。

（2）风寒型 症状为大便清稀，中多泡沫，臭气不甚，肠鸣腹痛，或伴有恶寒发热，鼻流清涕，咳嗽；舌淡，苔薄白，脉弦紧。

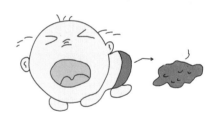

（3）湿热型 症状为大便水样，或如蛋花汤样，泻下急迫，量多次频，气味秽臭，或见适量黏液，腹痛时作，食欲不振，或伴呕恶，神情乏力，或发热烦闹，口渴，小便短黄；舌红，苔黄腻，脉滑数。

（4）脾虚型 症状为大便稀溏，色淡不臭，多于食后作泻，时轻时重，面色萎黄，形体消瘦，神疲倦怠；舌淡，苔白，脉缓弱。

（5）脾肾阳虚型 症状为久泻不止，大便清稀，完谷不化，或见脱肛，形寒肢冷，面色㿠白，神情萎靡，睡时露睛；舌淡，苔白，脉细弱。

（6）气阴两伤型 症状为泻下无度，质稀如水，精神萎靡或心烦不安，目眶和前囟凹陷，皮肤干燥或枯瘪，啼哭无泪，口渴引饮，小便短少，甚至无尿，唇红而干；舌红少津，苔少或无苔，脉细数。

（7）阴竭阳脱型 症状为泻下不止，次频量多，精神萎靡，表情淡漠，面色青灰或苍白，哭声微弱，啼哭无泪，尿少或无，四肢厥冷；舌淡无津，脉沉细欲绝。

脐疗法

（一）丁桂散

药物组成	干姜2g，肉桂2g，车前子3g，丁香1g。
取 穴	神阙。
制法用法	上述药物共研细末，和匀，储瓶备用。每取本散2～3g置于肚脐，外用加热的伤湿止痛膏固定。每2日换药1次。
功效主治	温散寒湿，理气止泻。适用于小儿寒泻。

（二）苍藁散

药物组成	苍术30g，藁本15g。
取 穴	神阙。
制法用法	上述2味共研细末，备用。取适量用唾液调和，纳脐中令满，膏药或

胶布固封，24小时换药1次。

功效主治 固涩止泻。适用于风寒泄泻。

（三）健童散

药物组成 淡干姜4g，川黄连4g，五味子4g，紫油桂2g，吴茱萸2g，冰片1g。另备五味子若干粒。

取穴 神阙。

制法用法 上述药物（除五味子外）共研细末，储瓶备用，密封保存。取药末1~2g，填入肚脐，再放五味子1粒于正中，以伤湿止痛膏覆盖，并轻揉片刻。每2~3日换药1次。2次为1个疗程。

功效主治 健脾燥湿，固涩止泻。适用于小儿腹泻。

（四）暖脐膏

药物组成 艾绒30g，附子9g，肉桂9g，干姜9g，丁香1.3g，木香3g，草果3g，黄连3g，吴茱萸3g，苍术6g。

取穴 神阙。

制法用法 上述药物共研细末，过2号筛，用生理盐水调为糊膏状，收储备用。用时取药膏敷贴肚脐上，上盖敷料，用胶布固定。每日换药1次。

功效主治 暖脐止泻。适用于婴幼儿腹泻。

（五）三黄粉

药物组成 黄连、黄芩、黄柏各等分。

取穴 神阙。

制法用法 上述药物为细末。用大蒜液调成糊状（每次用5g），涂脐上，用蜡纸覆盖，纱布带固定，每日1~2次，3日为1个疗程。

功效主治 固涩止泻。适用于湿热泻。

（六）椒薄散

药物组成 吴茱萸30g，花椒30g，胡椒30g，薄荷叶100g，大枣10枚。

取穴 神阙。

制法用法 将上述药除大枣外研为粉末，密封备用。用温水清洗患儿肚脐，用布

擦干。取药3g与去核红枣1枚制成药饼，置于伤湿止痛膏上，贴于神
阙穴。5小时后取下，隔日再贴1次。疗程最长5天，最短1天，平均
2天。

功效主治　固涩止泻。适用于婴幼儿腹泻。

（七）温脐散（一）

药物组成　公丁香1.5g，肉桂1.5g，广木香1.5g，麝香0.15g。

取　穴　神阙。

制法用法　上述药物共研细末，储瓶备用，密封保存。用熟鸡蛋1枚（去壳），
对剖去黄，置于药末适量，于半个蛋白内（凹处）覆敷肚脐上，外扎
纱布。2小时后即可闻肠鸣蠕动，矢气频传，便畅腹软而神安。如果
无转气，当再敷1次。

功效主治　旋转气机，复阳止泻。适用于小儿泄泻腹胀。

（八）温脐散（二）

药物组成　丁香5～10g，肉桂4～6g，广木香3～10g。

取　穴　神阙。

制法用法　上述药物共研细末，置一纱布袋内，备用。将药袋放在肚脐上，用绷
带缚1夜。通常1～3次即可见效。

功效主治　温阳止泻。适用于小儿泄泻。

（九）吴萸胡椒膏

药物组成　吴茱萸6g，苍术7g，白胡椒2g，肉桂、枯矾各3g。

取　穴　神阙。

制法用法　上述药物共研细末，和匀，储瓶备用。取药粉7～8g，用适量食醋调
成糊膏状，敷于肚脐上，外用麝香止痛膏固定，或上盖纱布，以胶布
固定。每日换药1次。

功效主治　温中散寒，健脾燥湿，涩肠止泻。适用于婴幼儿腹泻。

（十）二香胡桂散

药物组成　木香5g，丁香5g，肉桂5g，白胡椒10g，冰片2g，樟脑2g。

> **取　　穴**　神阙。
>
> **制法用法**　上述药物共研细末，和匀，储瓶备用，密封保存。每取本散3~5g，于临睡前撒于肚脐上。每日换药1次。
>
> **功效主治**　温中散寒，芳香透达，醒脾止泻。适用于婴幼儿腹泻。

（十一）复方五倍子散

> **药物组成**　五倍子9g，生姜6g，吴茱萸6g，白胡椒7粒，葱白1段。
>
> **取　　穴**　神阙。
>
> **制法用法**　将葱白、生姜捣烂如泥状，其余药物碾碎成细粉，食醋20~25ml，加热50~60℃与上述药物搅拌如黏稀糊状。脐部先用凡士林擦拭一遍，趁热敷肚脐约6cm×6cm×（0.3~0.5）cm，外盖塑料纸、纱布，用绷带包扎，每日1换。
>
> **功效主治**　固涩止泻。适用于婴幼儿腹泻。

（十二）小儿腹泻方（一）

> **药物组成**　白胡椒10粒，干姜10g，生姜10g，小茴香12g，肉桂3g，葱白3棵。
>
> **取　　穴**　神阙。
>
> **制法用法**　先将前5味药共研为粗末，与葱白一同捣烂，再加乙醇适量，与药末拌匀至湿润，共置于锅内炒热，装入布袋里，备用。取药袋趁热敷贴肚脐上。每日热敷2次，每次热敷15~20分钟。1剂药可用1日，用时再炒热。
>
> **功效主治**　散寒止泻。适用于寒泻。

（十三）小儿腹泻方（二）

> **药物组成**　白胡椒12g，肉桂6g，丁香6g，胡黄连15g，生山药15g。
>
> **取　　穴**　神阙。
>
> **制法用法**　上述药物共研细末，和匀，储瓶备用。取此散5g，加入温开水调成面团状，置肚脐上，外加固定。每日1换。
>
> **功效主治**　温中散寒，健脾止泻。适用于小儿腹泻。

（十四）小儿腹泻方（三）

药物组成 炒五倍子10g，干姜10g，吴茱萸6g，公丁香5g，川椒5g，广木香5g。

取 穴 神阙。

制法用法 上述药物共研细末，储瓶备用。每取适量药粉，用白酒或食醋调成糊膏状，敷于肚脐上，外盖纱布，以胶布固定。每日换药1次。

功效主治 温中散寒，固肠止泻，理气止痛。适用于小儿腹泻。

（十五）小儿腹泻方（四）

药物组成 炒苍术10g，炒白术10g，车前子10g，云茯苓10g，煨诃子10g，炒薏苡仁10g，吴茱萸6g，丁香6g，胡椒6g，炒山楂6g。

取 穴 神阙。

制法用法 上述药物共研细末，和匀，用食醋调和成软膏状，收储备用。取适量药膏，敷于肚脐上，外用纱布，以胶布固定。每1～2日换药1次，至愈为止。

功效主治 温散健脾，利湿止泻。适用于小儿慢性泄泻（脾虚型泄泻）。

（十六）小儿腹泻方（五）

药物组成 山楂10g，神曲10g，半夏10g，茯苓10g，陈皮10g，连翘10g，莱菔子10g，藿香10g，佩兰10g，砂仁5g。

取 穴 神阙，可配合敷贴中脘、漏谷。

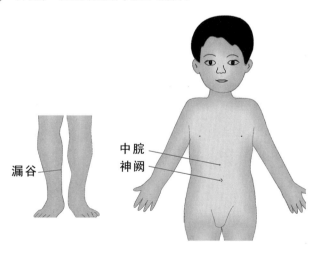

制法用法 上述药物研为碎末，取药适量，姜汁调成糊状，敷脐上，然后用热水袋熨脐5分钟，6～12小时取下药物，4～7天治疗1次。

功效主治 固涩止泻。适用于伤食型小儿腹泻。

（十七）小儿腹泻方（六）

药物组成 人参10g，白术10g，干姜10g，附子10g，炙甘草10g，补骨脂10g，吴茱萸10g，肉豆蔻10g，五味子10g，诃子10g，大枣10g。

取　穴 神阙，可配合敷贴关元、命门。

制法用法 上述药物研为碎末，取药适量，盐水调成糊状，敷脐上，然后用热水袋熨脐5分钟，6～12小时取下药物，4～7天治疗1次。

功效主治 固涩止泻。适用于脾肾阳虚型小儿腹泻。

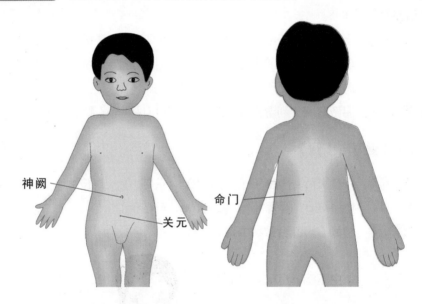

神阙　关元　命门

注意事项

　　家长应注意喂奶、饮食卫生，建议母乳喂养，不宜在夏季及小儿患病时进行断奶，遵守添加辅食的原则；注意气候变化，随时增减衣服，防止腹部尤其是脐部受凉；泄泻患儿每次大便后，可用温水清洗肛门和臀部。可用炒山药、薏苡仁与大米一同煮成粥，每日食用，平时用于健运脾胃。

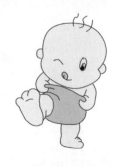

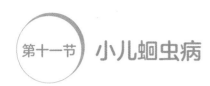

第十一节　小儿蛔虫病

小儿蛔虫病是蛔虫寄生于人体小肠内所致的肠道寄生虫病之一，是小儿常见病症。

临床表现

症状为腹痛（多为阵发性脐周腹痛）、恶心、呕吐、轻微腹泻或便秘、异食癖等。或伴有食欲减退，或易饥、头痛、磨牙、颜面白斑。常见的并发症为胆道蛔虫病、蛔虫性肠梗阻。

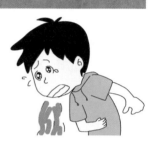

脐疗法

（一）驱蛔膏

药物组成	花椒15g，贯众30g，苦楝皮30g。
取　穴	神阙。
制法用法	上述药物加水熬成浓膏，备用。外贴患儿肚脐上，即下蛔虫。
功效主治	杀虫驱蛔。适用于蛔虫病。

（二）雄黄膏

药物组成	雄黄30g。
取　穴	神阙。
制法用法	上述药物研为细末，调入2枚鸡蛋清，在碗内拌匀，用清油煎成薄饼备用。等到药饼不太热时，贴肚脐上，外用纱布包扎好，虫即随大便下。
功效主治	解毒驱虫。适用于蛔虫病。

（三）去蛔糊

> **药物组成** 槟榔10g，苦楝皮10g，使君子6g。
>
> **取　穴** 神阙。
>
> **制法用法** 上述药物共研细末，储瓶备用。取药末8g，用水调匀成糊状，敷于肚脐上。
>
> **功效主治** 理气，杀虫，驱蛔。适用于蛔虫病。

（四）香皂熨

> **药物组成** 生香附末12g，皂荚（打碎）2个，食盐45g，米醋300ml。
>
> **取　穴** 神阙。
>
> **制法用法** 将香附、皂荚打碎研末，与食盐混合置于砂锅内炒热，炒至闻到香气时，将米醋加入药末内炒至极热，取出药末布包，扎紧袋口即成，备用。取药包趁热放在肚脐上熨敷，药冷则再炒再熨。每日熨1次或2次。通常熨后20分钟有效。
>
> **功效主治** 理气化积，杀虫止痛。适用于虫积腹痛。

（五）驱虫散

> **药物组成** 细辛2g，白矾3g，川椒3g，槟榔5g，雷丸5g，鲜苦楝根皮10g，鲜石菖蒲根10g。

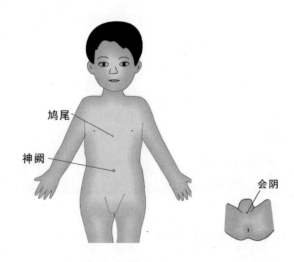

| 取　　穴 | 神阙、鸠尾、会阴。 |

| 制法用法 | 上述药物共研为细末。取鸡蛋2枚，击破后倒入碗内，将蛋清蛋黄混匀，再加入药末搅拌，和匀后用茶油煎烤成3个药蛋粑备用。取药蛋粑趁热分别敷于神阙、鸠尾、会阴三穴上。不宜过烫，避免损伤皮肤。腹痛解除后，半日即可除去敷药。 |

| 功效主治 | 杀虫，止痛。适用于小儿胆道蛔虫病。 |

（六）小儿蛔虫病方

| 药物组成 | 鲜苦楝根皮150g，鲜葱白100g。 |

| 取　　穴 | 神阙。 |

| 制法用法 | 上述药物洗净共捣烂如泥状，加食醋适量调匀成膏状，备用。将上述药物膏制成药饼，外敷于肚脐及周围，等到药物干燥后换药，以至腹痛消失、肛门排气并排出蛔虫为止。通常48小时内见效。 |

| 功效主治 | 通阳驱虫。适用于蛔虫性肠梗阻。 |

注意事项

对于蛔虫病来说，患者首先应该注意的是清洁卫生。尤其是吃东西之前和便前便后应该洗手。饮食方面不要吃冷或不熟的东西。

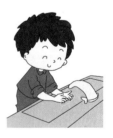

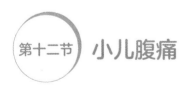

第十二节　小儿腹痛

小儿腹痛是涉及内科、外科很多疾病中的一个常见症状，在临床中比较常见。

临床表现

腹痛可为阵发性疼痛，持续性疼痛或是轻度隐痛，阵发性疼痛或绞痛有梗阻性疾病，如果局部喜按或热敷后腹痛减轻者，常为胃、肠、胆管等空腔脏器的痉挛；持续腹痛加重多见于胃肠穿孔；持续性钝痛，改变体位时加剧，拒按，通常为腹腔脏器炎症，包膜牵张，肿瘤以及腹膜脏层受到刺激导致，隐痛多见于消化性溃疡，放射性疼痛是一个局部病灶通过神经或邻近器官而波及其他部位的疼痛如大叶性肺炎引起同侧上腹部疼痛，腹痛伴有排粪或排尿困难，可能为粪块堵塞或尿路感染。

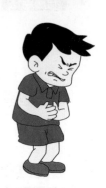

脐疗法

（一）导滞散

| 药物组成 | 枳实15g，川楝子15g，白芍20g，大黄3g，陈皮10g，山楂10g，半夏5g。 |

| 取 穴 | 神阙。 |

| 制法用法 | 上述药物共研细末，和匀，储瓶备用。取药末6~15g，用食醋或水调成糊状，敷于肚脐上，上盖纱布，以胶布固定。每日换药1次，中病即止。 |

| 功效主治 | 消食导滞，理气止痛。适用于小儿食积腹痛。 |

（二）消积散

| 药物组成 | 木香6g，鸡内金3g，陈皮3g。 |

| 取 穴 | 神阙。 |

| 制法用法 | 上述药物研细末，置纱布袋内。用绷带捆新生儿脐上1夜。 |

| 功效主治 | 理气止痛。适用于新生儿出生2周内，因胎热壅结肠胃，或乳食停滞，使肠蠕动功能减弱而引起的腹胀等。 |

（三）黄石膏

| 药物组成 | 大黄30g，生石膏30g，桐油100ml。 |

| 取 穴 | 神阙。 |

制法用法 将前2味药共研为细末，加桐油调匀成膏状，备用。每取适量药膏摊棉垫上，贴敷肚脐上，胶布固定。每日换药1次。

功效主治 清热化积，导滞止痛。适用于热积腹痛。

（四）玄香散

药物组成 玄明粉、小茴香各等分。

取　　穴 神阙。

制法用法 上述药物研末同拌即可。置于双层纱布袋内，放在新生儿肚脐上1夜，袋内的玄明粉受热后溶解吸收，患儿大便通，腹胀即减轻或消失。

功效主治 导滞止痛。适用于新生儿腹胀。

（五）香附导滞散

药物组成 香附20g，大黄9g，芒硝9g，陈皮6g，冰片3g。

取　　穴 神阙。

制法用法 上述药物共研细末，和匀，储瓶备用。取药末6～15g，用凡士林调和，敷于肚脐上，上盖纱布，以胶布固定。每日1换。

功效主治 通腑导滞，理气止痛。适用于食积腹痛。

（六）盐椒姜葱熨

药物组成 食盐60g，花椒20g，生姜20g，葱白20g。

取　　穴 神阙。

制法用法 将后3味药共捣烂，入食盐同炒热，用布包裹，备用。取药包趁热放在肚脐及腹部，做顺时针摩运，冷则再炒再熨。

功效主治 散寒止痛。适用于小儿腹痛。

（七）小儿腹痛方（一）

药物组成 小茴香9g，老姜9g，艾叶9g，葱头1个。

取　　穴 神阙。

制法用法 上述药物共捣烂如泥，备用。取上述药泥，炒热，敷肚脐或布包熨肚脐。反复熨敷，中病即止。

功效主治 散寒止痛。适用于小儿寒腹痛。

（八）小儿腹痛方（二）

药物组成 吴茱萸6g，炒小茴香6g，延胡索6g，白僵蚕6g，黄柏6g，丁香4g，香附8g。

取 穴 神阙。

制法用法 上述药物共研细末，和匀，储瓶备用。上述药物分成7份，每日取药末1份，以白酒调成面团状，置于肚脐上，以麝香止痛膏外加固定。每日1换。

功效主治 温中散寒，理气止痛。适用于小儿间断性脐腹痛。

（九）小儿腹痛方（三）

药物组成 莱菔子（打碎）120g，生姜（切碎）60g，葱白（连根须，切碎）500g，白酒1杯。

取 穴 神阙。

制法用法 将上述药物混合入锅内炒热，布包备用。取药包，趁热熨肚脐、腹部，通常由上而下，由左至右，反复熨敷，冷则易之。

功效主治 理气散寒止痛。适用于气滞腹痛。

注意事项

（1）疼痛时可热敷、按摩腹部，或按揉足三里、内关穴，对解除疼痛有一定帮助。

（2）严格控制儿童的饮食，注意勿贪凉，进食太多生冷饮料，尤其是要少吃冷饮或者可乐，油炸食物。

（3）注意气候变化，及时增减衣服，避免腹部受凉受寒，睡觉时注意不让肚子受凉。

（4）注意卫生，饭前便后要洗手，衣物保持干净整洁，且注意饮食清淡，少食油腻、辛辣食物。

（5）进食后注意休息，不进行剧烈运动。

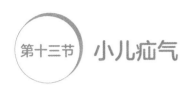

第十三节 小儿疝气

小儿疝气是指小儿睾丸或脐部偏坠胀痛的疾病，如脐疝、腹股沟斜疝等。本病好发于小儿出生后头6个月或1~2岁。

临床表现

患儿脐部或腹股沟处可见肿物，时隐时现，哭闹或用力，腹压增强时容易出现，安静则消失。或小腹胀痛。严重者伴有腹胀、呕吐无法进食等。

脐疗法

（一）疝气膏

药物组成 小茴香10g，母丁香10g，川楝子10g，吴茱萸10g，硫黄5g，紫苏叶5g。

取 穴 神阙、劳宫。

制法用法 上述药物共研极细末，和匀，用食醋适量调成稀糊状，储罐备用。取此膏20g，外敷于双手心（劳宫穴）及肚脐上，外以纱布包扎固定。每日换药1次。5次为1个疗程。

功效主治 散寒，理气，止痛。适用于小儿疝气。

（二）走肾散

药物组成 上肉桂3g，麝香1.5g。

取 穴 神阙。

制法用法 上述药物共研细末，和匀，储瓶备用，勿令泄气。每取此散适量置放肚脐上，用金不换膏或暖脐膏贴上即可。未愈者再贴1次。

功效主治　温经散寒，活血行气。适用于走肾（提睾肌痉挛）。

（三）脐疝散

药物组成　吴茱萸12g，苍术12g，丁香3g，白胡椒12粒。

取　　穴　神阙。

制法用法　上述药物烘干，共研细末，和匀，储瓶备用。取此散3~4g，用麻油调和成糊状，敷于肚脐及脐疝上，上盖敷料用绷带固定。每日或隔日换药1次。

功效主治　温经散寒，理气止痛，燥湿。适用于脐疝。

（四）丁香散

药物组成　丁香、肉桂、葱白、生姜各适量。

取　　穴　神阙。

制法用法　上述药物混合均匀，捣成泥膏，制成8cm×8cm大的圆饼，备用。先用温开水洗净脐部，酒精棉球消毒，再将膏饼敷于神阙穴，敷后用宽布带托提扎紧。每次敷5日。

功效主治　温肾，散寒，止痛。适用于小儿疝气。

（五）蜘蛛桂麝散

药物组成　肉桂30g，蜘蛛3g，麝香1g。

取　　穴　神阙。

制法用法　上述药物共研细末，和匀，储瓶备用，密封保存。取药末0.5g填入肚脐，外贴黑膏药，贴至膏药自行脱落为止。通常1个多月后脱落。如合并咳嗽、腹泻、便秘等兼症，应同时服药治疗。

功效主治　温肾解毒，通络消胀。适用于小儿腹股沟斜疝。

（六）三核川回散

药物组成　小茴香、川楝子、橘核、荔枝核、黄皮果核、吴茱萸各等分，米醋、面粉各适量。

取　　穴　神阙。

制法用法　上述药物共研细末，和匀，储瓶备用。取本散适量，加适量面粉，拌匀，以米醋调匀成软膏状，外敷于肚脐上，上盖纱布，以胶布固定。每日换药1次，贴至痊愈为止。

功效主治　温经散寒，理气止痛。适用于小儿疝气。

（七）小儿疝气方

取　　穴　神阙、关元、太冲、大敦、三阴交。

制法用法　①以艾条温和灸。每次取3～5穴，各灸10～15分钟。每日灸1次，中病即止。②以艾炷隔姜灸。取神阙、关元、患部（疝块），各灸3～5壮。每日或隔日灸1次。

功效主治　理气止痛。适用于小儿疝气。

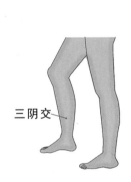
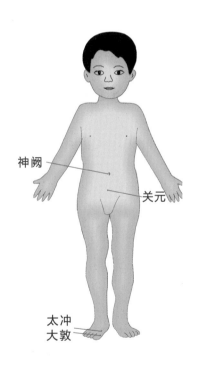

注意事项

（1）小儿疝气患者应尽可能避免和减少哭闹、咳嗽、便秘、生气、剧烈运动等。

（2）疝气患者需注意休息，坠下时，用手轻轻将疝气推回腹腔。

（3）疝气患者应尽可能减少奔跑与久立、久蹲，适时注意平躺休息。

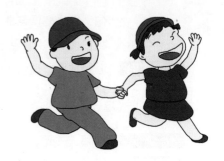

（4）疝气患者应适量增加营养，平时可吃一些具有补气功效的食物，如扁豆、山药、鸡、蛋、鱼、肉等。

（5）稍大一些的幼儿疝气患者，应适量进行锻炼，以增强体质。

第四章

妇科病症脐疗法

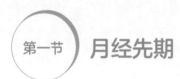

第一节 月经先期

月经周期提前1~2周者，称为月经先期，也称经期超前或经早。如仅提前三五天，且无其他显著症状者，属正常范围。或偶然超前一次者，也不作月经先期病论。

临床表现

（1）脾气虚型　症状为经期提前或兼量多，色淡质稀，神疲肢倦，气短懒言，小腹坠胀，纳少便溏；舌淡红，苔薄白，脉缓弱。

（2）肾气虚型　症状为经期提前，量少，色淡黯，质清稀，腰酸腿软，头晕耳鸣，小便频数，面色晦暗或有黯斑；舌淡黯，苔薄白，脉沉细。

（3）阴虚血热型　症状为经期提前，量少，色红质稠，颧赤唇红，手足心热，咽干口燥；舌红，苔少，脉细数。

（4）阳盛血热证　症状为经期提前，量多，色紫红，质稠，心胸烦闷，渴喜冷饮，大便燥结，小便短赤，面色红赤；舌红，苔黄，脉滑数。

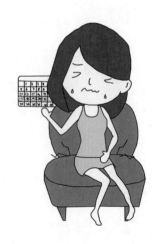

（5）肝郁化热证　症状为经期提前，量多或少，经色紫红，质稠有块，经前乳房、胸胁、少腹胀痛，烦躁易怒，口苦咽干；舌红，苔黄，脉弦数。

脐疗法

（一）先期膏

药物组成　大黄128g，玄参64g，生地黄64g，当归64g，赤芍64g，白芷64g，肉桂64g，小磨香油1000ml。

| 取　　穴 | 神阙、关元。 |

| 制法用法 | 前7味用香油熬至枯，去渣，加入黄丹448g，搅匀收膏，备用。取药膏适量，贴于肚脐和关元穴，上盖纱布，胶布固定。每日换药1次。月经前后10日用，3个月为1个疗程。 |

| 功效主治 | 清热凉血，活血调经，养阴泻火，祛风温经。适用于月经先期。 |

（二）神功经先散

| 药物组成 | 人参20g，五味子20g，山茱萸20g，麦冬50g，鹿茸15g，麝香1g。 |

| 取　　穴 | 神阙。 |

| 制法用法 | 上述药物除麝香外共研细末，密封装瓶备用。先取麝香0.1g置于脐中。取药末10g加适量醋调和成团，置于脐中。外以纱布覆盖，胶布固定。每3天换药1次，10次为1个疗程。 |

| 功效主治 | 祛风温经。适用于月经先期。 |

注意事项

（1）注意气候环境变化，随时增减衣被，不使过热过凉，以免招致外邪，损伤血气，引起月经病。

（2）注意饮食定时定量，不应暴饮暴食或过食肥甘滋腻、生冷寒凉、辛烈香燥之品，避免损伤脾胃而致生化不足，或聚湿生痰或凉血、灼血，造成月经不调。

（3）要保持心情舒畅，不得忧思易怒，损伤肝脾，或七情过极，五志化火，扰及冲任而为月经疾病。

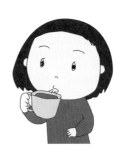

（4）应积极从事劳动（体力和脑力劳动），但不宜过度劳累以及剧烈运动，过则易伤脾气，可致统摄失职或生化不足而引起月经疾病。

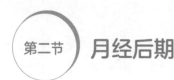

第二节 月经后期

月经周期错后7天以上，甚至错后3～5个月以后，经期正常者，称为月经后期，也称经期错后、经水后期、经行后、经迟等。如在初潮后一两年或是更年期经期时有延后，且并无其他证候者，是生理现象，不属本病。

临床表现

（1）肾虚型　症状为经期错后，量少，色淡黯，质清稀，腰酸腿软，头晕耳鸣，带下清稀，面色晦暗或面部黯斑；舌淡黯，苔薄白，脉沉细。

（2）血虚型　症状为经期错后，量少，色淡质稀，小腹空痛，头晕眼花，心悸失眠，皮肤无光，面色苍白或萎黄；舌淡，苔薄，脉细无力。

（3）虚寒型　症状为经期错后，量少，色淡质稀，小腹隐痛，喜热喜按，腰酸无力，小便清长，面色苍白；舌淡，苔白，脉沉迟无力。

（4）实寒证　症状为经期错后，量少，经色紫黯有块，小腹冷痛拒按，得热痛减，畏寒肢冷；舌黯，苔白，脉沉紧或沉迟。

（5）气滞型　症状为经期错后，量少，经色黯红或有血块，小腹胀痛，精神抑郁，胸闷不快；舌象正常，脉弦。

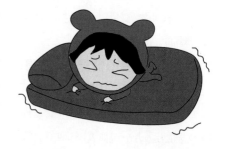

（6）痰湿型　症状为经期错后，量少，色淡，质黏，头晕体胖，心悸气短，脘闷恶心，带下量多；舌淡胖，苔白腻，脉滑。

脐疗法

（一）暖宫膏

【药物组成】　当归500g，川附子500g，小茴香500g，高良姜500g，川芎

500g，木香500g，香油7500ml。

取　穴 神阙。

制法用法 上述药物用香油炸枯去渣，熬至滴水成珠，加入黄丹5000g搅匀收膏。另配细料青毛鹿茸、沉香各40g，肉桂50g，混合研为细粉。每800g膏药兑细料15g，搅匀摊贴。大张药重35g，小张药重22.5g。收储备用。取膏药微火化开，贴敷肚脐上。3~5日更换1次。

功效主治 活血调经，暖宫止痛。适用于月经后期、宫寒腹痛。

（二）乌药白芷膏

药物组成 乌药、白芷、续断、椿根皮、木通、当归、赤芍、大黄、川牛膝、杜仲、附子、锁阳、肉桂、巴戟天、艾叶、香附、益母草、金樱子、血竭、乳香、没药、儿茶、植物油、黄丹各适量。

取　穴 神阙。

制法用法 将上述药物熬成膏备用。用时先洗净脐部，取膏药温化开贴敷脐孔上。

功效主治 温肾助阳，活血调经，暖宫散寒。适用于血寒型月经后期。

注意事项

月经后期及时治疗，通常预后良好，可恢复正常月经周期。如治疗不及时、失治、误治，可发展成闭经，特别是40岁以上妇女，多次人流手术，影响子宫内膜功能和卵巢功能，久而卵巢早衰，提早绝经。

第三节 月经先后无定期

月经周期或提前或延后1~2周者，称为月经先后无定期，又称为经水先后无定期、月经愆期、经乱。

临床表现

（1）肾虚型　症状为经行或先或后，量少，色淡，质稀，头晕耳鸣，腰酸腿软，小便频数；舌淡，苔薄，脉沉细。

（2）脾虚型　症状为经行或先或后，量多，色淡质稀，神倦乏力，脘腹胀满，纳呆食少；舌淡，苔薄，脉缓。

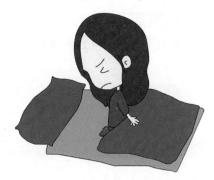

（3）肝郁型　症状为经行或先或后，经量或多或少，色黯红，有血块，或经行不畅，胸胁、乳房、少腹胀痛，精神郁闷，时欲叹息，嗳气食少；舌质正常，苔薄，脉弦。

脐疗法

（一）调经散

| 药物组成 | 鹿茸3g，肉桂心6g，白芍6g，红花6g，川芎6g，干姜6g，当归9g。 |

取　穴　神阙。

制法用法　上述药物共研细末，和匀，储瓶备用。取药末3~5g置于肚脐内，外以膏药贴在肚脐上，再用胶布固定。7日换药1次。3次为1个疗程。

功效主治　温肾，活血，调经。适用于月经不调。

（二）益母散

药物组成 益母草60g，夏枯草40g，当归20g，桃仁20g，红花20g，延胡索20g，广木香20g。

取 穴 神阙、关元。

制法用法 上述药物共研细末，和匀，储瓶备用。取药末16～25g，以黄酒或姜汁调成糊状，分贴敷神阙、关元穴上，上盖纱布，用胶布固定。每日或隔日换药1次。

功效主治 活血调经，清热化痰，理气止痛。适用于月经不调、痛经、闭经。

（三）归芎调经散

药物组成 当归30g，川芎15g，白芍9g，肉苁蓉9g，炒五灵脂9g，炒延胡索9g，白芷9g，苍术9g，白术9g，乌药9g，小茴香9g，陈皮9g，半夏9g，柴胡6g，黄连3g，炒吴茱萸3g。先期者加黄芩6g，牡丹皮6g，地骨皮6g；后期者加桂皮6g，干姜6g，艾叶6g；干血痨者加桃仁6g，红花6g，大黄6g，生姜6g，大枣6g；血瘀加马鞭草9g。

取 穴 神阙。

制法用法 上述药物共研粗末，过筛和匀，储瓶备用。取适量药末（50～100g）入锅内，加醋或白酒拌炒至极热，布包熨心、腹、脐下，并熨贴肚脐上。如冷则再炒再熨。每日用之，以经调为度。

功效主治 温经散寒，活血调经。适用于月经不调。

（四）调经灸法

药物组成 乳香15g，没药15g，血竭15g，沉香15g，丁香15g，青盐18g，五灵脂18g，两头尖18g，麝香1g。

取 穴 神阙。

制法用法 先将前8味药共研为细末，和匀，储瓶备用。麝香另外研末。先取麝香0.2g置于肚脐，再取药末15g撒布麝香上，上盖槐皮（槐皮上预先钻一小洞），穴周围以面糊圈住，以艾绒捏炷，放置槐皮上点燃灸之。如此灸3壮。每日治疗1次。

功效主治 活血化瘀，温通调经，理气止痛。适用于月经不调、痛经、癥瘕血块。

（五）散寒调经膏

药物组成 山楂100g，葛根100g，乳香100g，没药100g，穿山甲100g，川厚朴100g，白芍150g，甘草30g，桂枝30g，细辛挥发油、鸡血藤挥发油、冰片等适量。

取 穴 神阙。

制法用法 先将山楂、葛根、白芍、甘草水煎2次，合并煎液，浓缩直至稠膏状，再加入用95%乙醇浸泡过的适量乳香、没药浸液拌匀，将煎液烘干后，再与穿山甲、川厚朴、桂枝一同研为细末，再加入适量的细辛挥发油、鸡血藤挥发油和冰片，充分混合研细后，过100目筛，储瓶备用。在患者经前3~5日，先用温水洗净脐部，拭干，另取药粉2~2.5g，气滞血瘀者用食醋调匀，寒湿凝滞者用姜汁或乙醇调匀，敷在肚脐上，外用胶布固定。待经来痛止或经期第3日后去药。

功效主治 温经散寒，活血调经。适用于月经不调、痛经。

（六）当归地黄膏

药物组成 当归30g，熟地黄30g，益母草30g，川芎30g，阿胶15g，桑寄生15g，白术15g，延胡索15g，白芍15g，砂仁壳15g，艾叶15g，茯苓15g，附子15g，生蒲黄7.5g，炙甘草7.5g，香油100ml，黄丹180g。

取 穴 神阙。

制法用法 将上述药物投入香油中炸枯去渣，滤油熬至滴水成珠时，离火慢慢加入黄丹收膏备用。用时取药膏30g摊在纱布棉垫上，敷于脐孔上，外以胶布固定。2日换药1次，10日为1个疗程。

功效主治 健脾益肾，活血调经。适用于月经先后不准。

（七）月经先后无定期方

药物组成 人参10g，熟地黄10g，山药10g，山茱萸10g，远志10g，炙甘草10g，五味子10g，菟丝子10g，金樱子10g，附子10g。

取 穴 神阙，可配合敷贴志室。

制法用法　上述药物研为碎末，取药适量，盐水调成糊状，敷脐上，然后用热水袋熨脐30分钟，6～12小时取下药物，每日治疗1次。

功效主治　活血调经。适用于肾虚型月经先后无定期。

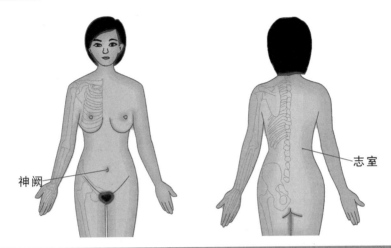

神阙　　　志室

注意事项

　　青春期初潮后1年内及更年期月经先后无定期者，若无其他证候，可不予治疗。月经先后无定期如果伴有经量增多及经期紊乱，常可发展为崩漏。患者应稳定情绪，调整身心，可以配合食疗。

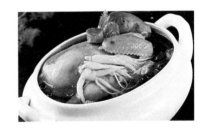

第四节　月经过多

　　月经周期正常，月经间隔时间及出血时间皆规则，连续数个月经周期中月经期出血量显著多于既往者，称为月经过多，亦称经水过多。

临床表现

（1）气虚型　症状为行经量多，色淡红，质清稀，神疲体倦，气短懒言，小腹空坠，面色苍白；舌淡，苔薄，脉缓弱。

（2）血热型　症状为经行量多，色鲜红或深红，质黏稠，口渴饮冷，心烦多梦，尿黄便结；舌红，苔黄，脉滑数。

（3）血瘀型　症状为经行量多，色紫黯，质稠有血块，经行腹痛，或平素小腹胀痛；舌紫黯或有瘀点，脉涩有力。

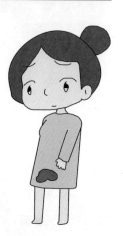

脐疗法

（一）硫黄理中丸

| 药物组成 | 硫黄30g，理中丸30g。 |

取　穴　神阙。

制法用法　将上述药物共研细末，和匀，储瓶备用。取适量药末，填入神阙穴（肚脐），纱布覆盖，胶布固定。每3日更换1次。

功效主治　温脾散寒，调经止痛。适用于月经量多、小腹冷痛。

（二）月经过多方（一）

药物组成　党参10g，白术7g，干姜5g，炙甘草3g，硫黄25g。

取　穴　神阙。

制法用法　将上述药物共研细末，密封备用。将肚脐用温毛巾擦净。取药粉200mg填脐内，覆盖一软纸片，然后加棉花，外用白胶布固封。5天换药1次。

功效主治　调经止痛。适用于月经过多属脾肾阳虚者。

（三）月经过多方（二）

药物组成　白术10g，黄芪10g，生龙骨10g，生牡蛎10g，生地黄10g，白芍

10g，海螵蛸10g，茜草根10g，续断10g，丁香5g。

| 取　　穴 | 神阙。 |

| 制法用法 | 上述药物研为碎末，取药适量，姜汁调成糊状，敷脐上，然后用热水袋熨脐30分钟，6～12小时取下药物，每日治疗1次。 |

| 功效主治 | 调经止痛。适用于气虚型月经过多。 |

（四）月经过多方（三）

| 药物组成 | 生地黄10g，熟地黄10g，黄芩10g，黄柏10g，白芍10g，山药10g，续断10g，甘草10g，地榆炭10g，槐花10g，天花粉10g，冰片5g。 |

| 取　　穴 | 神阙穴，可配合敷贴大椎、次髎。 |

| 制法用法 | 上述药物研为碎末，取药适量，姜汁调成糊状，敷脐上，然后用热水袋熨脐30分钟，6～12小时取下药物，每日治疗1次。 |

| 功效主治 | 调经止痛。适用于血热型月经过多。 |

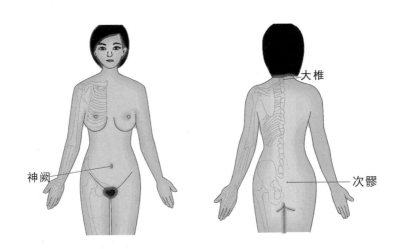

大椎

神阙

次髎

（五）月经过多方（四）

| 取　　穴 | 神阙、次髎。 |

| 制法用法 | 用艾条温和灸神阙、次髎，每次选一穴，每次60分钟，每日1次。 |

| 功效主治 | 调经止痛。适用于血瘀型月经过多。 |

注意事项

要保持心情舒畅，以免忧思惊恐郁怒，损伤肝脾，或七情过极，五志化火，扰及冲任而为月经疾病。同时应节育和节欲，避免生育（含人流）过多、过频及经期、产后性交，否则损伤冲任、精血，引起月经疾病。

第五节 月经过少

月经周期正常，经量显著少于既往，经期不足2天，甚或点滴即净者称月经过少，亦称经水涩少，经量过少。月经过少伴有月经后期者，可发展为闭经。

临床表现

（1）肾虚型　症状为经来量少，不日即净或点滴即止，血色淡黯，质稀，腰酸腿软，头晕耳鸣，小便频数；舌淡，苔薄，脉沉细。

（2）血虚型　症状为经来量少，不日即净或点滴即止，经色淡红，质稀，头晕眼花，心悸失眠，皮肤不润，面色萎黄；舌淡，苔薄，脉细无力。

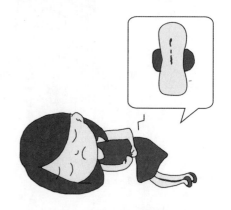

（3）血寒型　症状为经行量少，色黯红，小腹冷痛，得热痛减，畏寒肢冷，面色青白；舌黯，苔白，脉沉紧。

（4）血瘀型　症状为经行涩少，色紫黑有块，小腹刺痛拒按，血块下后痛减，或胸胁胀痛；舌紫黯，或有瘀斑紫点，脉涩有力。

脐疗法

（一）行气活血散

药物组成　桃仁、红花、当归、香附、白芍、肉桂、吴茱萸、小茴香、郁金、枳壳、乌药、五灵脂、蚕沙、蒲黄、熟地黄各等量。

取　穴　神阙。

制法用法　上述药物共研细末，和匀，储瓶备用。取药末15g，以酒调成糊状，敷于肚脐上，上盖纱布，胶布固定。2日换药1次。

功效主治　活血调经，行气止痛。适用于月经过少。

（二）月经过少方（一）

药物组成　当归10g，熟地黄10g，山茱萸10g，杜仲10g，山药10g，牛膝10g，甘草10g，肉桂10g，淫羊藿10g，桑螵蛸3g，丁香3g。

取　穴　神阙。

制法用法　上述药物研为碎末，取药适量，盐水调成糊状，敷脐上，然后用热水袋熨脐30分钟，6~12小时取下药物，每日治疗1次。

功效主治　活血调经。适用于肾虚型月经过少。

（三）月经过少方（二）

药物组成　人参10g，山药10g，黄芪10g，茯苓10g，川芎10g，当归10g，白芍10g，熟地黄10g，炒白术10g，甘草10g，丁香5g。

取　穴　神阙。

制法用法　上述药物研为碎末，取药适量，姜汁调成糊状，敷脐上，然后用热水袋熨脐30分钟，6~12小时取下药物，每日治疗1次。

功效主治　活血调经。适用于血虚型月经过少。

（四）月经过少方（三）

药物组成　当归尾10g，山楂10g，香附10g，红花10g，乌药10g，青皮10g，木香10g，泽泻10g。

取　穴　神阙，可配合敷贴血海、三阴交。

制法用法　上述药物研为碎末，取药适量，白酒调成糊状，敷脐上，然后用热水袋熨脐30分钟，6～12小时后取下药物，每日治疗1次。

功效主治　活血调经。适用于血瘀型月经过少。

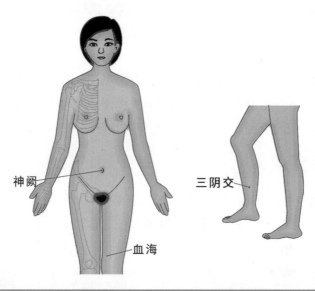

神阙

三阴交

血海

注意事项

（1）引起月经过少的因素非常多，要仔细询问病史和认真检查分析病案，正确辨证治疗，避免其发展为闭经。

（2）作内分泌激素检查时必须停服合内分泌激素药物3个月，至少1个月以上。在分析报告时需问清末次月经日期及抽血日期，再按其抽血处于月经哪一期，对照该期的正常参考值进行分析。

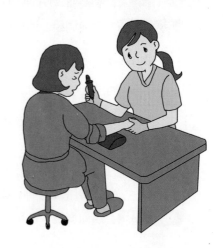

（3）对多囊卵巢综合征或卵巢早衰等病表现月经过少要予以重视，若单纯中药治疗效果不佳时，可采用中西药同时治疗。

（4）月经过少伴月经后期者应与流产或宫外孕鉴别，不可疏忽，以免耽误病情。

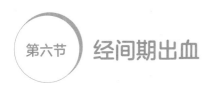

第六节　经间期出血

月经周期基本正常，在两次月经之间，发生周期性出血者，称为经间期出血。

临床表现

（1）肾阴虚型　症状为经间期出血，量少，色鲜红，质稠，头晕耳鸣，腰腿酸软，手足心热，夜寐不宁；舌红，苔少，脉细数。

（2）脾气虚型　症状为经间期出血，量少，色红，质稀，神疲体倦，气短懒言，食少腹胀；舌淡，苔薄，脉缓弱。

（3）湿热型　症状为经间期出血，血色深红，质稠，平素带下量多色黄，小腹时痛，心烦口渴，口苦咽干；舌红，苔黄腻，脉滑数。

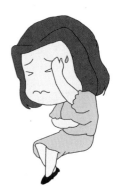

（4）血瘀型　症状为经间期出血，血色紫黯，夹有血块，小腹疼痛拒按，情志抑郁；舌紫黯或有瘀点，脉涩有力。

脐疗法

（一）经间期出血方（一）

药物组成	生地黄10g，白芍10g，麦冬10g，熟地黄10g，甘草10g，知母10g，地骨皮10g，远志10g，三七3g。
取　穴	神阙。
制法用法	上述药物研为碎末，取药适量，盐水调成糊状，敷脐上，然后用热水袋熨脐30分钟，6～12小时取下药物，每日治疗1次。
功效主治	调经止痛。适用于肾阴虚型经间期出血。

（二）经间期出血方（二）

药物组成	党参10g，黄芪10g，白术10g，茯苓10g，酸枣仁10g，龙眼肉10g，木香10g，当归10g，远志10g，炙甘草10g，大枣10g。
取穴	神阙。
制法用法	上述药物研为碎末，取药适量，姜汁调成糊状，敷脐上，然后用热水袋熨脐30分钟，6～12小时取下药物，每日治疗1次。
功效主治	调经止痛。适用于脾气虚型经间期出血。

（三）经间期出血方（三）

药物组成	白芍10g，生地黄10g，当归10g，丹皮10g，黄柏10g，牛膝10g，香附10g，小黑豆10g，茯苓10g，炒地榆10g，泽兰10g。
取穴	神阙穴，可配合敷贴阴陵泉或曲泉。
制法用法	上述药物研为碎末，取药适量，醋调成糊状，敷脐上，然后用热水袋熨脐30分钟，6～12小时取下药物，每日治疗1次。
功效主治	调经止痛。适用于湿热型经间期出血。

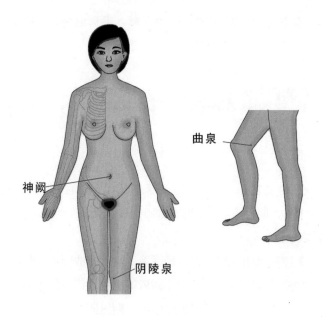

神阙

曲泉

阴陵泉

（四）经间期出血方（四）

药物组成 大黄10g，生地黄10g，当归尾10g，丹皮10g，枳壳10g，龟甲10g，桃仁10g，三七10g，炒蒲黄10g。

取　穴 神阙。

制法用法 上述药物研为碎末，取药适量，白酒调成糊状，敷脐上，然后用热水袋熨脐30分钟，6～12小时取下药物，每日治疗1次。

功效主治 调经止痛。适用于血瘀型经间期出血。

（五）经间期出血方（五）

取　穴 神阙、次髎。

制法用法 用艾条温和灸神阙、次髎，每次选一穴，每次60分钟，每日1次。

功效主治 调经止痛。适用于血瘀型经间期出血。

注意事项

随着生活工作节奏的加快，经间期出血越来越常见。患者应避免精神刺激，避免大怒、劳累，饮食应当以清淡、素食为主，避免辛辣、油炸、酒类、冷食等食品。经间期应保持外阴清洁、禁止性生活。

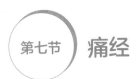

第七节　痛经

痛经是指月经来潮及行经前后出现下腹部疼痛，属于月经病范畴，是妇科常见病症。

临床表现

（1）肾气亏损型　症状为经期或经后小腹隐隐作痛，喜按，月经量少，色淡质稀，头晕耳鸣，腰腿酸软，小便清长，面色晦黯；舌淡，苔薄，脉沉细。

（2）气血虚弱型　症状为经期或经后小腹隐痛喜按，月经量少，色淡质稀，神疲乏力，心悸头晕，失眠多梦，面色苍白；舌淡，苔薄，脉细弱。

（3）气滞血瘀型　症状为经前或经期小腹胀痛拒按，胸胁、乳房胀痛，经行不畅，经色紫黯有块，块下痛减；舌紫黯，或有瘀点，脉弦或弦涩有力。

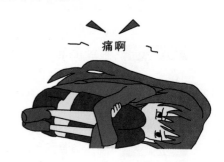

（4）寒凝血瘀型　症状为经前或经期小腹冷痛拒按，得热则痛减，经血量少，色黯有块，畏寒肢冷，面色青白；舌黯，苔白，脉沉紧。

（5）湿热蕴结型　症状为经前或经期小腹灼痛拒按，痛连腰骶，或平素小腹痛，至经前疼痛加剧，经量多或经期长，经色紫红，质稠或有血块，平时带下量多，黄稠臭秽，或伴低热，小便黄赤；舌红，苔黄腻，脉滑数或濡数。

脐疗法

（一）痛经散（一）

药物组成　肉桂30g，细辛30g，吴茱萸30g，苍术30g，威灵仙30g，白鲜皮30g，延胡索15g，香附15g，乳香15g，没药15g，白芷10g，川芎10g。

取　穴　神阙、中极、次髎、地机。

制法用法　上述药物共研细末，和匀，储瓶备用。取适量药末（每穴3g），用陈醋调和摊于塑料薄膜或敷料上，分贴于神阙、中极、次髎（双）、地机（双）穴上，胶布固定。2日换药1次。连用3个月经周期。

功效主治　调理冲任，通经止痛。适用于原发性痛经。

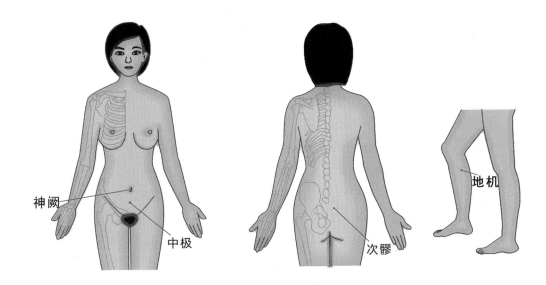

（二）痛经散（二）

药物组成	官桂10g，干姜10g，刘寄奴15g，凤尾草15g，香附15g，乌药6g。
取　　穴	神阙。
制法用法	上述药物共研细末，分成5份，备用。每日取药末1份，置于肚脐上，以麝香止痛膏封固。每日换药1次。在月经来临前晚上和经期使用。痛经甚者外加热敷。
功效主治	温经散寒，行气止痛。适用于痛经。

（三）白石散

药物组成	石菖蒲30g，香白芷30g，公丁香9g，精制食盐500g。
取　　穴	神阙。
制法用法	先将前3味药共研为细末，次将食盐入锅内炒干燥，然后将药粉倒入锅内拌炒片刻，装入厚毛巾袋中，扎紧袋口，备用。用药袋趁热熨敷肚脐上及痛处，等到不烫时，将药袋敷于脐部，盖上被子静卧片刻即愈。如果未痊愈，可再炒热，继续熨敷1次。
功效主治	温经散寒，理气止痛。适用于经前腹痛。

（四）归萸散

药物组成 当归50g，吴茱萸50g，乳香50g，没药50g，肉桂50g，细辛50g，樟脑3g。

取　穴 神阙。

制法用法 先将当归、吴茱萸、肉桂、细辛水煎2次，去渣取汁，继续煎至浓缩成糊状，再浸入用适量95%乙醇浸泡过的乳香、没药浸液中，拌匀，烘干后共研为细末，然后加入樟脑同研细末，和匀，储瓶备用，密封保存。取上述药物1/5，于经前3日用黄酒数滴拌成糨糊状，外敷于肚脐上，用麝香止痛膏封固。待药干后再换药1次。行经3日后取下。1个月经周期为1个疗程。连用3个疗程，至愈为止。

功效主治 温经散寒，祛瘀止痛。适用于经期腹痛。

（五）调经止痛膏

药物组成 炮姜10g，延胡索10g，山楂20g。

取　穴 神阙。

制法用法 上述药物共研细末，储瓶备用。取药末6g，用黄酒调成糊状，贴敷肚脐，外用纱布覆盖，胶布固定。每日换药1次。

功效主治 暖宫散寒，调经止痛。适用于妇人宫寒、月经不调、痛经、腰酸怕冷。

（六）芷香外敷散

药物组成 白芷40g，小茴香40g，红花40g，当归50g，细辛30g，肉桂30g，延胡索35g，益母草60g。

取　穴 神阙、关元。

制法用法 先将上述药物水煎2次，去渣后，将煎液继续浓缩成糊状，浸入用95%乙醇浸泡过的乳香、没药（各35g）浸液中，烘干后，加入樟脑15g同研细末，和匀，储瓶备用，密封保存。每取此散9g，用黄酒数滴拌成糨糊状，外敷于肚脐及关元穴上，用麝香止痛膏封固。药干后再换药1次。

功效主治 温经散寒，活血化瘀，通经止痛。适用于痛经、经闭、产后腹痛、恶露不下及人流术后腹痛等。

（七）九味痛经散

药物组成 全当归9g，川芎9g，制香附9g，赤芍9g，桃仁9g，生蒲黄9g，延胡索12g，肉桂12g，琥珀末1.5g。

取 穴 神阙。

制法用法 上述药物共研细末，储瓶备用。在经前1~2日或行经时取药末3g，用30%乙醇调成糊状，贴敷肚脐上，外用纱布，以胶布固定。每日换药1次。连敷3~4日。

功效主治 活血化瘀，行气止痛。适用于痛经、经色暗而有块、小腹胀痛或刺痛。

（八）蚕沙益母熨

药物组成 晚蚕沙100g，益母草60g，小茴香30g，桂枝30g，赤芍30g。

取 穴 神阙、关元、阿是穴。

制法用法 上述药物共研为粗末，装入药袋，入锅蒸之，备用。取药袋趁热敷于肚脐、关元、阿是穴。每次20~30分钟。每日1次。

功效主治 温经散寒，活血通经。适用于痛经、闭经。

（九）加味失笑散（一）

药物组成 五灵脂50g，蒲黄50g，延胡索50g，乳香50g，没药50g，益母草50g，冰片5g。

取 穴 神阙。

制法用法 上述药物共研细末，和匀，储瓶备用。取药末10g，用白酒调匀成糊状，敷于肚脐上，上盖纱布，以胶布固定。每日换药1次。1个月经周期为1个疗程。

功效主治 温经散寒，活血化瘀，行气止痛。适用于痛经。

（十）加味失笑散（二）

药物组成 五灵脂、蒲黄、香附、丹参、台乌药各等量。

取　　穴	神阙。
制法用法	上述药物共研细末，储瓶备用，密封保存。取药末3~5g，填满肚脐，用胶布固定。每日换药1次，病愈停药。
功效主治	活血调经，行气止痛。适用于痛经。

（十一）行气通经熨

药物组成	香附30g，桃仁30g，延胡索15g，当归15g，苏木15g，川椒10g。
取　　穴	神阙。
制法用法	上述药物共研为粗末，用黄酒拌炒至热，装入小布袋内，备用。取药袋趁热熨肚脐和腹部，冷则再炒再熨。每次熨20~30分钟。
功效主治	活血化瘀，行气通经。适用于痛经、闭经。

（十二）寒瘀痛经散

药物组成	白芷8g，五灵脂15g，炒蒲黄10g，食盐5g。
取　　穴	神阙。
制法用法	上述药物共研细末，储瓶备用。于经前5~7日，取药末3g置于肚脐，上置生姜片，用艾炷灸2壮或3壮，以脐内有热感为宜。然后药末用胶布固定。月经结束则停用。
功效主治	温经散寒，活血通经。适用于寒凝瘀阻之痛经。

（十三）元胡止痛散

药物组成	延胡索15g，丹参15g，桃仁15g，吴茱萸15g，肉桂15g，细辛15g，广郁金15g，樟脑3g。
取　　穴	神阙。
制法用法	上述药物共研细末，和匀，储瓶备用，密封保存。于经前3日，取本散6~9g填入肚脐中，外以麝香止痛膏封固。每月1次，连用3次。
功效主治	温经散寒，活血化瘀，理气止痛。适用于痛经（寒凝、气滞、血瘀者）。

（十四）活血止痛熨

药物组成 益母草40g，丹参40g，桃仁40g，红花40g，牡丹皮40g，木通40g，当归60g，川芎60g，木香60g，香附60g，小茴香60g，蒲公英60g。

取 穴 神阙。

制法用法 将上述药物共研为粗末，分为3份，备用。取药末1份，倒入米醋拌匀，以湿而不渗为度，装入事先备好的布袋内。再放锅内蒸至透热，取出熨敷在肚脐、少腹。药袋上加盖热水袋，以便于保温，温度以热而不烫为佳。每袋药用2日，每日早、晚各1小时。3份同用，6日为1个疗程。用药从行经前1日开始，经期不停药。

功效主治 活血化瘀，解毒利水，行气止痛。适用于痛经。

（十五）气血双调方

药物组成 小茴香、干姜、延胡索、五灵脂、没药、川芎、当归、生蒲黄、赤芍、官桂各等分。

取 穴 神阙。

制法用法 上述药物共研细末，储瓶备用。以经前2日开始。先用盐水洗净脐部，然后取药粉30g，以食醋调和成糊状，贴敷于肚脐上，外以胶布固定。2日换药1次。连敷3次。下次月经周期再如法敷肚脐。5个月为1个疗程。

功效主治 温经散寒，活血化瘀，行气止痛。适用于痛经。

注意事项

功能性痛经容易痊愈，器质性病变引起的痛经病程较长，缠绵难愈。患者要选择合适的避孕措施，不能长期服用避孕药。避免经期或经前受到风寒、淋雨、涉水。如发现子宫后倾后屈显著的，应做膝胸卧位，即身体俯卧式，两膝屈曲成直角。

第八节 闭经

闭经是指女子年逾18周岁月经尚未初潮或已经行经而又停经3个月以上者，是妇科常见病。

临床表现

（1）脾虚型　症状为月经停闭数月，肢倦神疲，食欲不振，脘腹胀闷，大便溏薄，面色萎黄；舌淡伴有齿痕，苔白腻，脉缓弱。

（2）血虚型　症状为月经停闭数月，头晕目花，心悸怔忡，失眠多梦，皮肤不润，面色萎黄；舌淡，苔少，脉细。

（3）肾气虚型　症状为月经初潮来迟，或月经后期量少，逐渐闭经，头晕耳鸣，腰酸腿软，小便频数，性欲淡漠；舌淡红，苔薄白，脉沉细。

（4）肾阴虚型　症状为月经初潮来迟，或月经后期量少，逐渐闭经，头晕耳鸣，腰膝酸软，或足跟痛，手足心热，甚则潮热盗汗，心烦失眠，颧红唇赤；舌红，苔少或无苔，脉细数。

（5）肾阳虚型　症状为月经初潮来迟，或月经后期量少，渐至闭经，头晕耳鸣，腰痛如折，畏寒肢冷，小便清长，夜尿多，大便溏薄，面色晦暗，或目眶黯黑；舌淡，苔白，脉沉弱。

（6）气滞血瘀型　症状为月经停闭数月，小腹胀痛拒按，精神抑郁，烦躁易怒，胸胁胀满，嗳气叹息；舌紫黯或有瘀点，脉沉弦或涩而有力。

（7）寒凝血瘀型　症状为月经停闭数月，小腹冷痛拒按，得热则痛缓，形寒肢冷，面色青白；舌紫黯，苔白，脉沉紧。

（8）痰湿阻滞型　症状为月经停闭数月，带下量多，色白质稠，形体肥胖，或面浮肢肿，神疲肢倦，头晕目眩，心悸气短，胸脘满闷；舌淡胖，苔白腻，脉滑。

脐疗法

（一）闭经散（一）

药物组成 五灵脂9g，生蒲黄9g，苍术9g，芒硝9g，肉桂9g，陈皮12g，花椒6g，甘草6g，当归30g，牛膝18g，益母草15g，党参15g。

取 穴 神阙。

制法用法 上述药物共研细末，和匀，储瓶备用。取药末10g，用黄酒调匀成稠糊状，搓成药饼，贴在肚脐上，上盖纱布，以胶布固定。每2日换药1次。

功效主治 温经燥湿，活血通经。适用于闭经。

（二）闭经散（二）

药物组成 当归30g，川芎15g，白芍3g，五灵脂3g，延胡索3g，肉苁蓉3g，苍术3g，白术3g，乌药3g，小茴香3g，陈皮3g，吴茱萸3g。

取 穴 神阙、丹田。

制法用法 上述药物共研细末，过筛和匀，储瓶备用。取药末20g，用醋或酒调和成糊膏状，贴敷肚脐和丹田穴，上盖纱布，以胶布固定，加热熨30分钟。每日2次或3次。

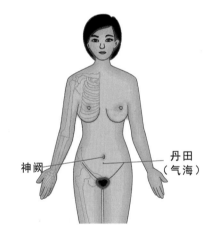

神阙 丹田（气海）

功效主治 活血化瘀，益肾健脾，清热泻火，行气通经。适用于闭经。

（三）通经膏

药物组成 柴胡12g，当归12g，半夏12g，桃仁12g，白术10g，白芍10g，茯苓10g，薄荷3g，三棱6g，红花6g，牛膝20g。

取 穴 神阙。

制法用法 上述药物共研细末，用凡士林调匀成软膏状，备用。取适量药膏，贴敷肚脐上，上盖纱布，以胶布固定。每2日换药1次。

功效主治 调和肝脾，活血通经。适用于闭经。

（四）温肾祛瘀糊

药物组成 香白芷4g，小茴香4g，红花4g，延胡索4g，细辛3g，制附子3g，肉桂3g，当归5g，益母草6g，乳香10g，没药10g，樟脑末10g。

取 穴 神阙。

制法用法 将前9味药水煎2次，2次煎液混合浓缩熬成稠糊状。将乳香、没药浸于95%乙醇溶液中。取药糊混合适量95%乙醇的乳香、没药浸液，焙干后研为细末，加入樟脑末调匀，储瓶备用，密封保存。取药末9g，用黄酒数滴拌成糊状，贴敷肚脐（神阙穴），外用伤湿膏固定。干后再换1次。通常连用3～6次即可治愈。

功效主治 温肾散寒，活血通经。适用于闭经。

（五）参术四物膏

药物组成 党参、白术、茯苓、桃仁、当归、熟地黄、白芍、川芎各等量。

取 穴 神阙。

制法用法 上述药物共研细末，和匀，储瓶备用。先将脐部擦洗干净，拭干，然后取药末10g，以黄酒调匀成软膏状，外敷于肚脐上，上盖纱布，用胶布固定。每2日换药1次，直至病愈为止。

功效主治 益气健脾，活血通经。适用于闭经。

（六）益肾通经散

药物组成 鹿茸6g，巴戟天30g，肉苁蓉30g，紫河车30g，熟地黄30g，益母草30g，山楂30g，鸡内金30g，当归30g，人参30g，黄芪40g。

取 穴 神阙。

制法用法 上述药物共研细末，和匀，储瓶备用。取药末10g，以酒调和成团，置于肚脐中，外盖纱布，胶布固定。每日或隔日换药1次。

功效主治 益肾通经。适用于肾虚型及气血虚弱型闭经。

（七）茺蔚蚕沙熨

药物组成 茺蔚子300g，晚蚕沙300g，大曲酒100ml。

取　穴 神阙。

制法用法 先将上述药物各一半置于砂锅内炒热，再以大曲酒100ml洒入拌炒片刻，将药末装入白布袋中，扎紧袋口，备用。取药袋趁温热在肚脐处持续熨敷，至袋中药冷，再取另一半药，如上法再熨肚脐。连续2次后，覆被静卧半日，月经即可通下。

功效主治 益肝通经。适用于闭经。

（八）补肾益肝通经糊

药物组成 山茱萸15g，当归12g，怀牛膝12g，菟丝子12g，熟地黄10g，枸杞子10g，川芎30g，白芍30g，益母草30g。

取　穴 神阙。

制法用法 上述药物烘干，共研细末，和匀，储瓶备用。取适量药末，用黄酒调和成糊状，贴敷于肚脐上，外盖纱布，用胶布固定。每2日换药1次。

功效主治 补肾益肝，活血通经。适用于闭经。

（九）闭经方

药物组成 五灵脂9g，生蒲黄9g，苍术9g，芒硝9g，肉桂9g，陈皮12g，花椒、甘草各6g，当归30g，牛膝18g，益母草15g，党参15g。

取　穴 神阙。

制法用法 上述药物共研细末，和匀，储瓶备用。取药末10g，以黄酒调成稠糊状，搓成药饼，贴在肚脐上，上盖纱布，以胶布固定。每2日换药1次。

功效主治 温经燥湿，活血通经。适用于闭经。

注意事项

对于营养不良引起的闭经，需要增加营养。对于肥胖的女性闭经，在饮食上，需予以低热量的饮食，但是饮食需富含维生素和矿物质。另外，要鼓励患者加强锻炼，经常进行适当的体力劳动，增强体质，保证睡眠质量。如精神性闭经应行精神心理疏导疗法，神经性厌食症者需进行精神心理方面的治疗。对顽固性闭经单用中药或西药效果欠佳者可采用中西药结合周期治疗，待起效后慢慢减少西药剂量，最终中医治疗。

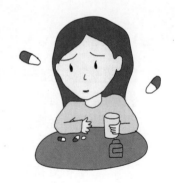

 第九节 崩漏

崩漏是指妇女不在行经期间，阴道骤然大量出血，或淋漓下血不断者。前者称为"崩中"，后者称为"漏下"。如果经期延长达2周以上者，称为"经崩"或"经漏"。

临床表现

经血量多阵下，或时多时少，或淋漓日久不止，或经血紫暗有块，或色鲜红，或伴有其他兼症。

脐疗法

（一）热崩糊

药物组成 生地黄15g，地骨皮15g，黄芩12g，黑栀子12g，炙龟甲12g，煅牡蛎12g，牡丹皮10g。

取　穴 神阙。

制法用法 上述药物共研细末，储瓶备用。取药末10g，以醋调匀成泥，敷于肚脐上，纱布覆盖，胶布固定。每日换药4次。

功效主治 清热，凉血，止血。适用于血热崩漏。

（二）止血膏

药物组成 生地榆50g，生地黄炭9g，花蕊石9g，当归15g。

取 穴 中极、神阙。

制法用法 上述药物共研细末，以陈醋调匀成软膏状，备用。取药膏20g，分敷贴中极和神阙穴上，外以纱布盖上，用胶布固定。每日换药1次，至阴道血止为度。

功效主治 凉血止血。适用于崩漏（血热型）。

（三）化瘀止崩散

药物组成 当归15g，川芎15g，肉桂15g，血竭（另研）15g，炙甘草15g，蒲黄7.5g，乳香7.5g，没药7.5g，五灵脂7.5g，赤芍3g，益母草10g。

取 穴 神阙。

制法用法 上述药物（除血竭外）共研细末，和匀，储瓶备用。取适量药末（20～30g）与血竭0.5g混合拌匀，用热酒调成糊状贴敷肚脐上，外以纱布覆盖，胶布固定。每日换药1次，至出血干净方可停药。

功效主治 化瘀止崩。适用于血瘀崩漏。

（四）崩漏方

取 穴 脾俞、肾俞、命门、气海、神阙。

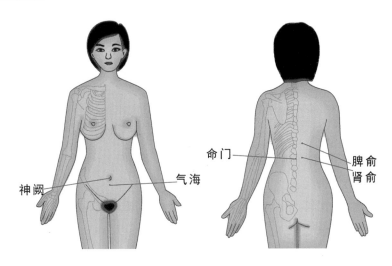

制法用法 用单纯拔罐法。留罐15~20分钟。起罐后再用隔盐灸神阙穴。其方法是用食盐、生地黄炭各等分，共研为细末，每取5~10g填于患者肚脐内（略高于皮肤表面），再将艾炷置于盐药面上，点燃灸治。每次灸治时间，要求至阴道停止出血为度。

功效主治 化瘀止崩。适用于功能性子宫出血，日久淋漓不止。

注意事项

（1）避免过度精神刺激，注意劳逸结合。

（2）出血多时应卧床休息，避免劳倦。

（3）出血期间保持外阴清洁，严禁性交。

（4）饮食有节，忌食辛辣生冷之品。

（5）搞好计划生育，采取有效的避孕措施。

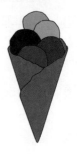

第十节 **不孕症**

不孕症是指生育年龄的妇女，配偶生理正常，同居2年以上不孕，或曾经有过生育而后2年以上未避孕而不再受孕者。前者是原发性不孕，后者是继发性不孕。

临床表现

（1）肾虚胞寒　症状为月经不调，量少色淡，腰酸腹冷，带下清稀，性欲淡漠，舌淡、苔薄白，脉沉细弱。

（2）冲任血虚　症状为月经推后，量少色淡或经闭，面黄体弱，疲倦乏力，头晕心悸，舌淡、少苔，脉沉细。

（3）气滞血瘀　症状为月经推后或先后不定期，量少色紫有血块，经前乳房及胸胁胀痛，腰膝疼痛拒按，舌紫暗或有瘀斑，脉弦涩。

（4）痰湿阻滞　症状为月经推后，量少色淡，白带量多质稠，形体肥胖，面色㿠白，口腻纳呆，大便不爽或稀溏，舌胖色淡、舌边有齿痕、苔白腻，脉滑。

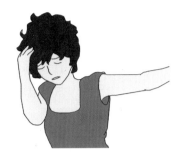

脐疗法

（一）通塞散

药物组成　虎杖10g，石菖蒲10g，王不留行10g，生马钱子10g，当归30g，山慈菇30g，穿山甲30g，肉苁蓉30g，生半夏15g，细辛15g，生附子15g。

取　穴　神阙。

制法用法　将上述药物加水煎3次，熬煎液成浓缩状，再将乳香、没药、琥珀各30g，肉桂、蟾酥各15g，共为细末，加入拌匀，烘干后一同研为细末，储瓶备用。先用肥皂水洗净脐眼，取药末5g，加适量白酒和蜂蜜、麝香，再加入风油精3滴或4滴调成膏状，将药膏放于肚脐上，上盖纱布，以胶布固定。每日用热水袋外敷脐部1~2小时，以增加药物的吸收能力。

功效主治　温肾祛湿，活血通塞。适用于因血瘀寒凝导致的输卵管阻塞而致的不孕症。

（二）助孕膏

药物组成　柴胡、当归、小茴香、川芎、牛膝、茯苓、炒白芍、香附、菟丝子、附子、郁金、青皮、益母草、熟地黄各等量。

取　穴　神阙。

制法用法　上述药物共研细末，用白酒或米醋调和成糊膏状，备用。取适量药膏，敷于肚脐上，上盖纱布，胶布固定。每日换药1次。

功效主治　疏肝补肾，活血调经。适用于不孕症。

（三）暖宫散

药物组成 五灵脂250g，白芷250g，川椒100g，熟附子100g，食盐50g，冰片10g。

取　穴 神阙。

制法用法 上述药物除冰片外，余药共研细末，再入冰片一同研和匀，储瓶备用，或冰片另研备用，密封保存。先取面粉适量，水调成条，圈于脐周，或先放适量冰片于脐内，再置于余药粉，以填满为度，上隔生姜薄片1块，用大艾炷灸之。随年龄每岁1壮。每日1次。

功效主治 暖宫逐寒。适用于宫寒不孕。

（四）丹椒茴散

药物组成 黄丹6g，白胡椒50g，小茴香100g。

取　穴 神阙。

制法用法 上述药物共研细末，装入纱布袋内，扎紧袋口，备用。将药袋置于肚脐上，用腰带固定。每10日换药1次。怀孕后停药。

功效主治 温中散寒，暖宫种子。适用于寒性或下焦虚寒性不孕症。

（五）不孕症方

药物组成 炮附子6g，巴戟天6g，肉苁蓉6g，当归6g，穿山甲6g，山萸肉6g，芦巴子6g，川芎6g，干姜6g，细辛6g，黄芪6g，肉桂6g，红花6g，延胡索6g，石莲子6g，白术6g，党参6g，熟地黄6g，丹皮6g，补骨脂6g，木鳖子6g，菟丝子6g，血竭6g，龙骨6g，鳖甲6g，麝香0.6g，铅丹适量，香油半斤。

取　穴 神阙、肾俞。

制法用法 上述药物制成膏药。经期过后2~3天用3贴分别贴于肚脐及双肾俞穴，以宽布带束之，直到下次月经来潮前1~2天揭下，待经期过后，去旧更新再敷。

功效主治 温肾暖宫，调经种子。适用于不孕症。

注意事项

（1）经期卫生要注意　经期不注意卫生容易引起妇科疾病，比如痛经、月经不调、阴道炎、外阴炎、宫颈炎等这些均会影响到婚后怀孕。在经期应保持乐观舒畅的心情，注意休息避免熬夜造成疲劳。饮食宜温热禁食生冷寒凉的食物，起居要规律、勤换内裤和卫生巾，注意不要感冒。

（2）月经不调要及时治疗　月经不调是指经期、经色、经量发生变化，或发生闭经、痛经、崩漏等，不孕妇女大多不同程度地存在着这些现象。少女的月经不调通常比较单纯，因此要及时治疗，以免发展成严重的妇科疾病。

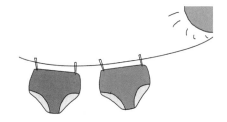

（3）月经迟到　有些女性的月经来得比较晚，有的可能到18~20岁方可来月经初潮，这类女性的生殖系统功能相对低下，婚后通常不能怀孕且月经情况越来越差，直到闭经。对于这部分群体的人，应注意多锻炼，辅以药物治疗。

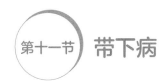

第十一节　带下病

带下是指妇女经常从阴道流出黏液如涕如唾的一种妇科炎症，是临床常见病，现代医学称为阴道炎。

临床表现

（1）脾虚带下　症状为带下量多，色白或淡黄，质稀薄，无臭气，绵绵不断，疲倦乏力，四肢不温，腹胀食少，大便稀烂，舌淡苔白腻，脉缓弱。

（2）肾虚带下　症状为带下量多，色白清冷，稀薄如水，淋漓不断，头晕耳鸣，腰痛如折，畏寒肢冷，小腹冷感，小便频数，夜间加重，大便稀烂，面色晦暗，舌淡润苔薄白，脉沉细迟。

（3）湿热带下　症状为带下量多，色黄质稠，有臭气，伴有阴部瘙痒，胸闷心烦，口苦咽干，不思饮食，小腹作痛，小便黄短，舌红苔黄腻，脉濡数。

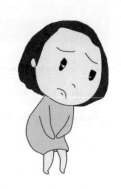

（4）湿毒带下　症状为带下量多，黄绿如脓，臭秽难闻，小腹疼痛，腰骶酸痛，口苦咽干，小便黄短，舌红苔黄腻，脉滑数。

脐疗法

（一）温带散

药物组成　官桂20g，附子20g，干姜20g，苍术20g，半夏20g，伏龙肝20g，陈壁土20g，贯仲20g，鸡冠花20g。

取　穴　神阙。

制法用法　上述药物共研细末，装入布袋内，备用。取药袋令患者系缚于肚脐和腹部。5～7日更换1次。

功效主治　温补脾肾，祛湿止带。适用于虚寒带下。

（二）芡硝散

药物组成　芡实30g，桑螵蛸30g，白芷20g。

取　穴　神阙。

制法用法　上述药物共研细末，储瓶备用。取药末10～15g，用黄酒或米醋调成糊状，敷于肚脐上，上盖纱布，以胶布固定。每日换药1次。连用5～7日。

功效主治　健脾祛湿，固肾止带。适用于白带过多（肾气不足型）。

（三）止带散

药物组成　石榴皮20g，苍术20g，白术20g，车前子15g，柴胡5g，升麻5g。

取　穴　神阙。

制法用法 上述药物共研细末，储瓶备用。先以医用酒精棉球消毒肚脐，然后取药末15g，以适量米粥调成糊状，敷于肚脐上。每日换药1次。

功效主治 健脾渗湿，除湿止带。适用于脾虚湿盛或湿热带下。

（四）补虚止带熨

药物组成 党参10g，白术10g，补骨脂10g，甘草3g，炮姜9g，炮附子9g。

取　穴 神阙。

制法用法 上述药物共研细末，和匀，储瓶备用。取药末50g，用适量米醋拌匀炒热，装布袋内，敷在肚脐上，冷后再炒再敷。每日1次，每次30分钟。7天为1个疗程。

功效主治 温肾，健脾，止带。适用于脾肾阳虚、带下量多。

（五）益脾止带饼

药物组成 醋炙白鸡冠花3g，酒炒红花3g，荷叶3g，白术3g，茯苓3g，净黄土（用伏龙肝）30g，车前子15g，白酒适量。

取　穴 神阙、脾俞。

制法用法 先将黄土入锅内炒至黑褐色，然后将诸药共研成细末，倒入黄土中同炒片刻，将适量白酒注入烹之，待半干时取出，做成3个药饼，备用。取药饼，烘热，分别贴于神阙、脾俞（双）穴上，盖以纱布，用胶布固定。每2日换药1次。

功效主治 活血利水，益脾止带。适用于脾虚湿盛、带下量多。

（六）化湿止带饼

药物组成 醋制白鸡冠花3g，土炒白术3g，茯苓3g，红花3g，荷叶炭3g，黄柏3g，虎杖3g，陈壁土30g，白酒适量。

取　穴 神阙。

制法用法 先将陈壁土置于锅内炒成褐色，再将余7种药共研细末，加入炒过的陈壁土中同炒片刻，再以白酒适量倒入烹之，等到半干时取出，捏成1个药饼备用。把药饼烘热，热敷于神阙穴上，盖以纱布，用胶布固定。每日换药1次。一般5～7日可愈。

| 功效主治 | 健脾，清热，利湿，止带。适用于脾虚湿热、带下量多色黄。 |

（七）带下方

取　　穴	神阙、气海、关元、命门、足三里、三阴交、带脉。
制法用法	通常用单纯拔罐法，留罐10～15分钟。实证用刺络拔罐法，虚证罐后加温灸。每日或隔日灸1次。每次取3～5穴，神阙穴不针。
功效主治	利湿，止带。适用于带下。

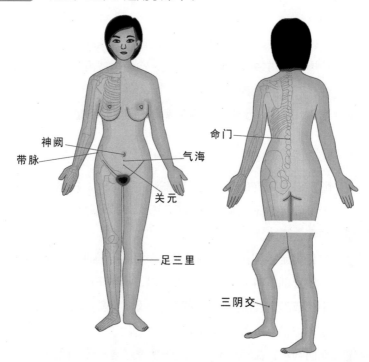

神阙　带脉　气海　关元　足三里　命门　三阴交

注意事项

饮食宜清淡，忌辛辣肥厚煎炸食物，多饮水；保持情志愉悦，忌抑郁恼怒忧思；保持外阴清洁，特别是在天气炎热的季节，应勤洗澡、换洗衣裤；对于反复带下增多、白带伴有血丝者，需进行妇科检查及排癌检查，避免贻误病情。

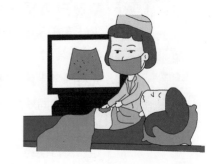

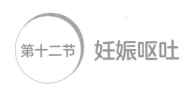

第十二节 妊娠呕吐

妊娠早期出现恶心呕吐，头晕倦怠，甚至食入即吐者，称为妊娠呕吐，中医属"恶阻"。

临床表现

恶心呕吐频繁，头晕，厌食，严重者恶闻食气，食入即吐，不食亦吐。严重者可发生全身乏力，精神萎靡，消瘦，更甚者可见血压下降，体温升高，黄疸，嗜睡或昏迷。

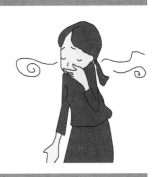

脐疗法

（一）恶阻膏

药物组成 刀豆子5个，半夏5g，白豆蔻3g，生姜汁、生紫苏叶汁、生萝卜汁各1杯。

取 穴 神阙。

制法用法 先将刀豆子、半夏、白豆蔻共研为细末，再取生姜汁、紫苏叶汁、萝卜汁与药末搅拌调匀，捣成厚膏状，备用。取药膏敷于肚脐上，上盖纱布，用胶布固定。

功效主治 和胃止呕。适用于妊娠恶阻。

（二）半夏糊

药物组成 半夏15g，砂仁3g，白豆蔻3g，公丁香5g，生姜汁适量。

取 穴 神阙。

制法用法 先将前4味药共研为细末，用生姜汁调和成糊膏状，备用。先用生姜片擦拭直至脐孔发热，再取药糊15g敷于肚脐上，上盖纱布，用胶布固定。每日涂敷3~5次，干后再涂，频换频涂，中病即止。

| 功效主治 | 温胃降逆止呕。适用于妊娠恶阻。

（三）止呕膏

| 药物组成 | 黄连12g，吴茱萸6g，刀豆子5个，紫苏叶汁1小杯。

| 取　穴 | 神阙。

| 制法用法 | 将黄连、吴茱萸、刀豆子共研为细末，取紫苏叶汁与药末拌匀调成厚膏状，备用。取适量药膏，先将肚脐部洗净，再将药膏贴敷于肚脐上，外以纱布覆盖，用胶布固定。每日换药2次或3次，直至病愈。

| 功效主治 | 清热疏肝，和胃止呕。适用于肝气犯胃，呕吐苦酸水。

（四）雄倍矾葱饼

| 药物组成 | 雄黄30g，五倍子30g，枯矾15g，葱头5个，肉桂3g，公丁香2g，黄酒适量。

| 取　穴 | 神阙。

| 制法用法 | 将上述药物研末共捣烂，加酒适量制成圆形小药饼备用。取药饼1个，贴敷于肚脐上，压紧，胶布固定。可加艾条隔药悬灸15~20分钟。每日1次，中病即止。

| 功效主治 | 解毒温胃，收敛止呕。适用于妊娠剧吐不止。

注意事项

（1）做好自我心理护理。妊娠剧吐属于一种生理反应，适合早孕有关的一种症状，通常3个月后多可自行消失。不要有过重的心理负担，放松心情，合理的休息，并选择自己喜欢的休闲方式，以缓解这种不适。

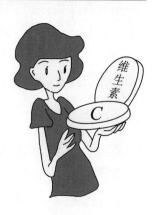

（2）呕吐严重时，应到医院进行检查治疗，有异常及时进行药物治疗。维生素B$_1$、B$_6$、C以及小剂量镇静剂等，对于普通症状均有一定效果。

（3）若经治疗无效，且病情继续加重，应考虑终止妊娠。

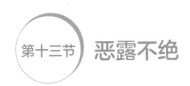

第十三节　恶露不绝

子痫又称为妊娠痫证，多发生在妊娠后期，或正值分娩时或分娩后，也称为"子冒"。现代医学则称"先兆子痫"。

临床表现

（1）气虚型　症状为产后恶露过期不止，量多，色淡红，质稀，无臭味，神情倦怠，四肢无力，气短懒言，小腹空坠，面色苍白；舌淡，苔薄白，脉缓弱。

（2）血热型　症状为产后恶露过期不止，量较多，色深红，质稠黏，气臭秽，口燥咽干，面色潮红；舌红，苔少，脉细数。

（3）血瘀型　症状为产后恶露过期不止，淋漓量少，色暗有块，小腹疼痛拒按，块下痛减；舌紫暗，或有瘀点，脉弦涩。

（4）肝郁血热型　症状为产后恶露过期不止，量较多，色深红，质稠黏，气臭秽，兼有乳房、少腹胀痛，心烦易怒，恶露中夹有血块，口苦咽干；舌红，脉弦数者。

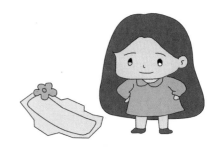

脐疗法

（一）化瘀消露散

药物组成　当归15g，川芎15g，肉桂15g，炙甘草15g，蒲黄7.5g，乳香7.5g，没药7.5g，五灵脂7.5g，赤芍3g，血竭（另研）1.5g，热酒适量。

取　　穴　神阙。

制法用法 上述药物除血竭外，其余共研细末，储瓶备用。血竭另研为末备用。取药末15～30g，与血竭0.5g混合拌匀，用热酒调和成厚膏状，贴敷于肚脐上，外盖纱布，胶布固定。隔3日换药1次，至恶露干净后即可停药。

功效主治 活血，化瘀，消露。适用于产后恶露不尽。

（二）益脾止露方

药物组成 黄芪15g，党参15g，白术15g，升麻10g，龙骨（水飞）10g，甘草6g，米醋适量。

取 穴 神阙。

制法用法 上述药物共研细末，储瓶备用。取药末15～30g，用米醋调为糊状，贴敷于肚脐上，外以纱布，用胶布固定。每日换药1次，直至病愈为止。

功效主治 益脾止露。适用于恶露不净。

（三）益母桃红散

药物组成 益母草30g，红花15g，桃仁20g，急性子20g。

取 穴 神阙。

制法用法 上述药物共研细末，和匀，储瓶备用。取此散20g，用适量黄酒调匀糊状，敷于肚脐处，外以纱布包扎固定。每日换药1次。5～7日为1个疗程。

功效主治 活血化瘀。适用于产后恶露不绝。

（四）化瘀止痛散

药物组成 当归15g，川芎15g，五灵脂15g，蒲黄15g，延胡索15g，血竭1.5g。

取 穴 神阙。

制法用法 上述药物共研细末，过筛和匀，储瓶备用。取药末5～9g，填入肚脐上，或用米醋调敷脐中，上盖纱布，胶布固定。每日换药1次，直到病愈为止。

功效主治 化瘀止痛。适用于恶露不净（儿枕痛）。

（五）恶露不绝方（一）

药物组成　黄芪10g，人参10g，白术10g，炙甘草10g，当归10g，陈皮10g，
升麻10g，柴胡10g，艾叶10g，乌贼骨10g，大枣肉适量。

取　穴　神阙，可配合敷贴肺俞、中脘。

制法用法　上述药物研为碎末，取药适量，姜汁调成糊状，敷脐上，然后用热水
袋熨脐30分钟，6～12小时取下药物，每日治疗1次。

功效主治　化瘀止痛。适用于气虚型产后恶露不绝。

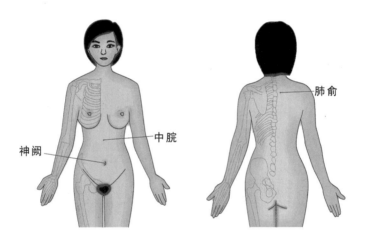

（六）恶露不绝方（二）

药物组成　当归10g，川芎10g，桃仁10g，炮姜10g，牡蛎10g，茜草10g，
三七10g，炙甘草10g。

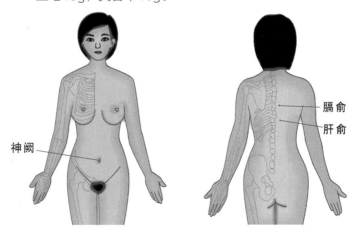

取　穴	神阙，可配合敷贴肝俞、膈俞。
制法用法	上述药物研为碎末，取药适量，白酒调成糊状，敷脐上，然后用热水袋熨脐30分钟，6～12小时取下药物，每日治疗1次。
功效主治	化瘀止痛。适用于血瘀型产后恶露不绝。

（七）恶露不绝方（三）

取　穴	脾俞、足三里、神阙、气海、血海、三阴交。
制法用法	①用艾条温和灸。按照辨证，每次取3～5穴，各灸10～15分钟。每日灸1次或2次。7日为1个疗程。②采用温盒灸。每次取3～5穴，各灸15～30分钟。每日灸1次或2次。7日为1个疗程。③采用艾炷隔药饼灸。取丹参、茯苓各15g，川红花6g，共研细末。每次取药末5～10g，用适量冷开水调和制成一药饼置神阙穴上，将艾炷放在药饼上，点燃灸3～5壮。每日或隔日灸1次，灸至恶露干净为止。
功效主治	化瘀止痛。适用于恶露不净。

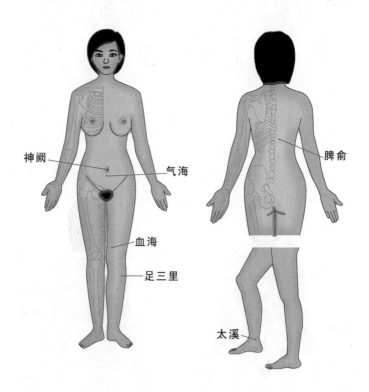

注意事项

分娩后绝对卧床休息，避免情绪激动，保持心情舒畅，产后恶露不尽患者应注意阴道卫生，每天用温开水或1：5000高锰酸钾液清洗外阴部。使用柔软消毒卫生纸，经常换月经垫和内裤，减少邪毒侵入机体。产后未满50天禁止房事。加强营养，饮食宜清淡，忌生冷、辛辣、油腻等不易消化食物。

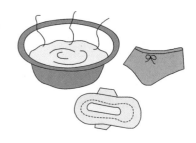

 第十四节　产后小便不通

产后小便点滴而下，甚或闭塞不通，小腹胀急疼痛者称为产后小便不通。本病相当于西医学的产后尿潴留。

临床表现

（1）气虚型　症状为产后小便不通，小腹胀急疼痛，精神萎靡，气短懒言，面色苍白；舌淡，苔薄白，脉缓弱。

（2）肾虚型　症状为产后小便不通，小腹胀急疼痛，坐卧不宁，腰膝酸软，面色晦暗；舌淡，苔薄润，脉沉细，尺脉弱。

（3）气滞型　症状为产后小便不通，小腹胀痛，情志抑郁，或胸胁胀痛，烦闷不安；舌象正常，脉弦。

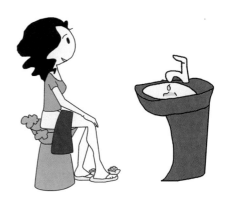

（4）血瘀型　症状为产后小便不通，小腹胀满刺痛，乍寒乍热；舌暗，苔薄白，脉沉涩。

脐疗法

（一）二白膏

药物组成　葱白2根或3根，白胡椒7粒。

取　穴　神阙。

制法用法　将白胡椒研末，加入葱白共捣烂如泥成膏状，捏成药饼，备用。将药饼贴敷于肚脐上，按紧，外用纱布覆盖，以胶布固定。

功效主治　通阳化气，排尿止痛。适用于产后尿潴留。

（二）益泉膏

药物组成　益智仁、分心木、五味子各等量。

取　穴　神阙。

制法用法　上述药物共研细末，和匀，储瓶备用。取药粉5g，用白酒调为糊膏，敷肚脐上，常规方法固定。

功效主治　益肾缩泉。适用于产后排尿异常。

（三）逐水散

药物组成　磁石5g，商陆5g，麝香0.1g。

取　穴　神阙。

制法用法　先将前2味药共研为细末，再入麝香同研和匀，分成2份，备用，密封保存。将上述药物分别摊放在肚脐、关元穴，外以纱布覆盖，胶布固定，等到可自行排尿时即去药。如果无效，次日更换敷之。

功效主治　活血通络，通窍逐水，镇静安神。适用于产后尿潴留。

注意事项

对于产后小便不通的患者，合理调配饮食。既可增加食欲、纠正便秘、改善胃肠功能，也可养成定时排便的习惯。日常饮食中可多食用蔬菜、水果、豆类等含维生素和纤维素较多的饮食，少含辛辣刺激性的食物，如辣椒、芥末、姜等。

产后尿失禁

妇人产后无法约束小便而尿自遗者，或睡中自遗称为产后尿失禁，也称为产后遗尿。

临床表现

（1）气虚型　症状为多产后小便次数增多或失禁，尿液清，面色苍白，倦怠无力，少气懒言，语音低微；舌淡，苔薄白，脉细。

（2）产伤型　症状为难产（滞产）或手术产后，不能约束小便，或尿液自阴道漏出，初起淋漓涩痛，尿中夹有血丝，继而疼痛，血丝消失，小便自遗；苔薄白，脉缓。

（3）肾阳虚型　症状为产后小便次数增多，甚至白昼达到数十次，或小便失禁自遗，尿色较清，面色晦暗，头晕耳鸣，腰膝酸软，畏寒肢冷；舌淡，苔薄，脉沉细。

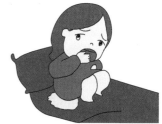

脐疗法

（一）缩尿散

药物组成 吴茱萸15g，益智仁15g，小茴香15g，官桂10g，麦面粉10g，白酒适量。

取　穴 神阙。

制法用法 先将前4味药共研为细末，再入麦面粉拌匀，储瓶备用。取药末15~30g，用热酒调和，制成药饼1个，贴敷于肚脐处，外加纱布覆盖，以胶布固定，待敷处发痒时去掉。一般用药1剂小便即可正常。

功效主治 温肾缩泉。适用于产后小便频数、小便失禁。

（二）尿频散

药物组成 吴茱萸15g，附子15g，桑螵蛸（烧炭存性）15g，肉桂15g，小茴香15g，黄酒适量。

取　穴 神阙。

制法用法 上述药物共研细末，过筛，和匀，储瓶备用。取药末30g，用黄酒调成糊状，涂满产妇肚脐窝，外以纱布盖上，再用胶布固定，待脐部发痒，即可除去敷药。

功效主治 温肾固涩。适用于产后小便频数。

（三）温固散

药物组成 附子、干姜、赤石脂各等分。

取　穴 神阙。

制法用法 上述药物共研细末，储瓶备用。取药末15g，用清水调成糊状，敷于肚脐处，上盖胶布，以胶布固定。每日换药1次。3~5日为1个疗程。

功效主治 温阳固肾。适用于产后遗尿。

（四）益气膏

药物组成 党参30g，白术30g，当归15g，川芎10g，柴胡10g，升麻10g。

取　穴 神阙、气海。

制法用法 上述药物共研细末，过筛和匀，加水煎2次，浓缩成稠厚药膏，备用。取药膏摊在蜡纸或纱布中间，分别贴在神阙、气海穴上，外用胶布固定。2日换药1次，连续贴药至病情痊愈为止。

功效主治 益气活血，升清缩泉。适用于产后小便失禁。

（五）桂附子香饼

药物组成 肉桂15g，附子15g，母丁香10g，公丁香10g，黄酒适量。

取　　穴 神阙。

制法用法 上述药物共研细末，和匀，储瓶备用。取药末25g，用黄酒调成药饼1个（如1元硬币大），烘热贴于肚脐上，上盖纱布，用胶布固定。2日换药1次。

功效主治 温阳理气，固肾。适用于产后小便频数。

（六）产后尿失禁方

药物组成 吴茱萸15g，益智仁15g，五倍子10g，肉桂10g，小茴香10g，煅龙骨6g，煅牡蛎6g。

取　　穴 神阙、中极、曲骨、肾俞、小肠俞、脾俞。

制法用法 先用单纯拔罐法，留罐20分钟。起罐后，于神阙穴加敷脐疗法（共研细末。每取5～10g药物，用面粉1～2g搅拌均匀，加米醋调成稠糊状，做成药饼，敷于肚脐上，外以胶布覆盖固定，等到脐孔发痒时

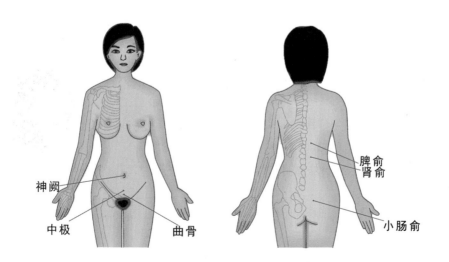

即去掉药饼）；其余诸穴加艾灸。每日1次。

功效主治 温阳固肾。适用于产后小便失禁。

注意事项

产后尿失禁可见于产后1周左右，如正确治疗，病情会慢慢减轻而自愈。治疗期间卧床休息，可在一定程度上缓解或消除患者的痛苦。本病重在预防，正确的饮食习惯对于改善尿失禁也有帮助，产后应多喝水，多吃水果，多食核桃、山药、龙眼肉等食物。

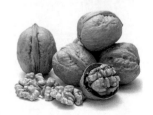

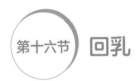

第十六节 回乳

产后不需哺乳，或由于产妇有疾，不宜授乳，或婴儿已断奶之时者，可予回乳。

临床表现

回乳的方法分为自然回乳及药物回乳两种。通常来讲，因哺乳时间已达10个月至1年而正常断奶者，常可采用自然回乳方法；而因各种疾病或特殊原因在哺乳时间尚不满10个月时断奶者，则多采用药物回乳。正常断奶时，若奶水过多，自然回乳效果不好时，也可使用药物回乳。

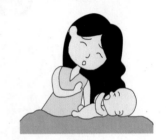

脐疗法

（一）免怀散

药物组成 红花10g，赤芍10g，当归尾10g，川牛膝10g。

取 穴 神阙。

制法用法 上述药物研为碎末，取药适量，姜汁调成糊状，敷脐上，然后用热水袋熨脐30分钟，6～12小时取下药物，每日治疗1次。

功效主治 固摄敛乳。适用于回乳。

（二）回乳方（一）

药物组成 朴硝100g。

取 穴 神阙。

制法用法 上述药物研为碎末，取药适量，温水调成糊状，敷脐上，然后用热水袋熨脐30分钟，6～12小时取下药物，每日治疗1次。

功效主治 固摄敛乳。适用于回乳。

（三）回乳方（二）

药物组成 炒麦芽100g。

取 穴 神阙。

制法用法 上述药物研为碎末，取药适量，温水调成糊状，敷脐上，然后用热水袋熨脐30分钟，6～12小时取下药物，每日治疗1次。

功效主治 固摄敛乳。适用于回乳。

（四）回乳方（三）

药物组成 五味子10g，番泻叶10g，海藻10g。

取 穴 神阙。

制法用法 上述药物研为碎末，取药适量，温水调成糊状，敷脐上，然后用热水袋熨脐30分钟，6～12小时取下药物，每日治疗1次。

功效主治 固摄敛乳。适用于回乳。

注意事项

（1）纠正平坦或内陷的乳头，凡乳头扁平或内陷的孕妇，在怀孕期间就应进行伸展练习，方法是先在乳头两侧各放一手指，从乳头两侧向外拉，再用两手的手指分别置于乳头上下，作上下拉伸，每天2次，每次5分钟。这样能够纠正乳头扁平和内陷。

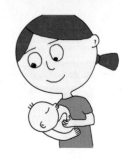

（2）加强宝宝的吮吸。实验表明，宝宝吃奶后，妈妈血液中的催乳素会成倍增长。这是由于宝宝吮吸乳头，可促进妈妈脑下垂体分泌催乳激素，从而增加乳汁的分泌。

（3）选择营养价值高的食物，如牛奶、鸡蛋、蔬菜、水果等。同时，多准备一些汤水，对乳汁的分泌具有催化作用。

（4）保持乳母良好的情绪。

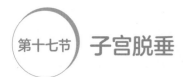

第十七节　子宫脱垂

子宫自正常位置沿阴道下降，宫颈外口达坐骨棘水平以下，甚至子宫全部脱出于阴道口外，称为子宫脱垂，子宫脱垂常合并有阴道前壁和后壁膨出。子宫脱垂属中医学"阴挺"，多发生于产后妇女。

临床表现

（1）气虚型　症状为子宫下移，或脱出阴道口外，劳则加剧，小腹下坠，神倦乏力，少气懒言，小便频数，或带下量多，色白质稀，面色少华；舌淡，苔薄，脉缓弱。

（2）肾虚型　症状为子宫下移，或脱出阴道口外，小腹下坠，小便频数，腰酸腿软，头晕耳鸣；舌淡，苔薄，脉沉细。

（3）湿热型　症状为子宫脱出阴道口外，表面溃烂，黄水淋漓，或小便灼热，或口干口苦；舌红，苔黄腻，脉或沉乏力。

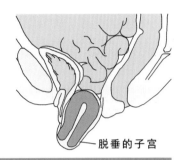

脱垂的子宫

脐疗法

（一）阴挺散（一）

药物组成 杜仲30g，枳壳30g，蓖麻子（去壳）30g，升麻10g。

取　穴 神阙。

制法用法 上述药物共研细末，和匀，储瓶备用。取药末15g，以食醋调成软膏状敷于肚脐上，上盖纱布，用胶布固定。每日换药1次。

功效主治 同肾升提。适用于阴挺（子宫脱垂）。

（二）阴挺散（二）

药物组成 ①五倍子30g，防风30g，益母草30g。②蝉蜕15g，升麻15g，麝香2g。

取　穴 神阙。

制法用法 上述药物各共研细末，方①分成10份，方②分成6份，备用。每日取药末1份，敷于肚脐上，以麝香止痛膏固定。每日换药1次。10日为1个疗程。

功效主治 方①活血，祛风，固脱。方②祛风升宫。适用于阴挺（子宫脱垂）。

（三）升提膏

药物组成 升麻10g，黄芪10g，柴胡10g，党参10g，枳壳15g，麝香0.3g。

取　穴 神阙。

制法用法 将前5味药共研为细末，以米醋调和成软膏状，备用。取麝香0.1g置于肚脐，再敷药膏适量，纱布盖之，用胶布固定。每3日换药1次。10次为1个疗程。

| 功效主治 | 益气疏肝，升提固脱。适用于各型阴挺。 |

（四）升宫方

药物组成	红蓖麻叶250g，硫黄6g，五倍子30g，生油适量。
取　穴	百会、神阙。
制法用法	将前2味药共捣烂如泥，煨暖，备用。先将五倍子用水煎液洗净患处，用药棉拭净，再用适量生油涂于阴挺部，然后取上述药物分别敷于百会穴及肚脐（神阙）上，令患者躺下，头低足高位，等到子宫收缩后，迅速将药除去。
功效主治	升宫固脱。适用于子宫脱垂。

（五）升宫药膏

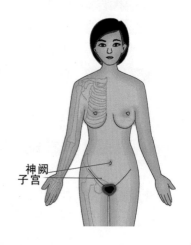

神阙
子宫

药物组成	升麻、枳壳各等量，小茴香、丁香、黄酒各适量。
取　穴	神阙、子宫。
制法用法	上述药物（除黄酒外）共研细末，和匀，用黄酒调成糊膏状，备用。取药膏如蚕豆大2块，分贴肚脐和子宫穴上，上盖纱布，胶布固定。每2日换药1次，病愈即可停药。
功效主治	暖宫升提。适用于子宫脱垂。

（六）五倍硫乌熨

药物组成	五倍子12g，硫黄30g，海螵蛸30g。
取　穴	神阙。
制法用法	上述药物共研细末，和匀，储瓶备用。取药末10g，填入肚脐，上覆毛巾，以熨斗熨敷。每次30～40分钟。每日2次或3次，直到病愈为止。
功效主治	暖宫固脱。适用于阴挺。

（七）蓖麻雄黄膏

| 药物组成 | 蓖麻仁45g，雄黄4.5g。 |

取　穴　百会、神阙。

制法用法　上述药物共捣烂成膏，备用。取上述药膏，一半贴百会上，另一半贴肚脐上，以纱布包裹。连用2~3日。

功效主治　升宫，解毒，消肿。适用于子宫脱垂、局部糜烂红肿。

（八）子宫脱垂方

取　穴　神阙、气海、中极、归来、百会。

制法用法　主穴先拔罐20分钟，起罐后隔药灸3~5壮。隔药灸方法：将黄芪30g，升麻15g，枳壳10g，柴胡5g，共研细末，每穴取药末5g置于皮肤上（药层面积应略大于艾炷），将艾炷放在药层中心处，点燃灸3~5壮。配穴只灸不拔罐。每2~3日治疗1次。5次为1个疗程。

功效主治　暖宫固脱。适用于子宫脱垂。

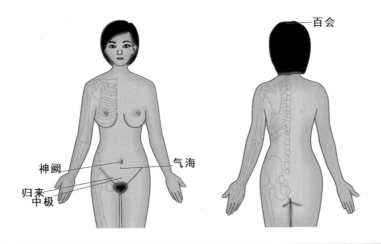

注意事项

　　平素加强妇女的劳动保护，做好青春期、月经期、孕期、产褥期、哺乳期的保健，正确处理分娩各个产程。更年期及老年期的妇女，要注意营养，多食用有补气、补肾作用的食品如山鸡、山药、扁豆、莲子、芡实、泥鳅、韭菜、大枣、核桃等。适度进行身体锻炼，坚持做肛提肌运动锻炼，避免组织过度松弛或过早衰退。久病者、严重者考虑手术。

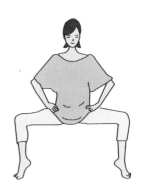

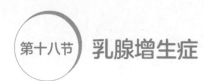

第十八节 乳腺增生症

乳腺增生是指乳腺上皮和纤维组织增生，乳腺组织导管与乳小叶在结构上的退行性病变及进行性结缔组织的生长，其发病原因主要是内分泌激素失调。据调查有70%～80%的女性都有不同程度的乳腺增生，多见于25～45岁的女性。

临床表现

（1）肝郁气滞型　症状为乳房肿块和疼痛随喜怒消长，伴有急躁易怒，胸闷胁胀，心烦，口苦，喜叹息，经行不畅；舌苔薄黄，脉弦滑。

（2）痰湿阻络型　症状为乳房肿块坚实，胸闷不舒，恶心欲呕，头重身重；舌苔腻，脉滑。

（3）冲任失调型　症状为多见于中年妇女，乳房肿块和疼痛在月经前加重，经后缓解，腰酸乏力，神疲倦怠，月经失调，色淡量少；舌淡，脉沉细。

脐疗法

（一）乳腺增生方（一）

药物组成	夏枯草1g，柴胡1g，白芷1g，南星1g，穿山甲1g，皂角刺1g，竹沥水适量。
取　穴	神阙。
制法用法	将前6味药研为细末，密封备用。用竹沥水和适量药末调成糊状。将药糊敷于脐部，以胶布固定。2～3日换药1次。
功效主治	解毒消痈。适用于肝郁痰凝型乳腺增生病。

（二）乳腺增生方（二）

药物组成　仙茅3g，淫羊藿3g，鹿角霜3g，巴戟天3g，青皮3g，全蝎3g，炒五灵脂3g，活地龙适量。

取　　穴　神阙。

制法用法　前7味药研为细末，地龙捣烂与药末混匀。将药面敷于脐部，用胶布固定。每日1次。敷药后用热水袋热敷15～30分钟。

功效主治　解毒消痈。适用于冲任不调型乳腺增生病。

（三）乳腺增生方（三）

药物组成　柴胡10g，当归10g，白芍10g，白术10g，茯苓10g，甘草10g，薄荷10g，海藻10g，昆布10g，芒硝10g。

取　　穴　神阙，可配合敷贴增生局部、天宗。

制法用法　上述药物研为碎末，取药适量，醋调成糊状，敷脐上，然后用热水袋熨脐30分钟，3～6小时取下药物，每日治疗1次。

功效主治　解毒消痈。适用于肝郁气滞型乳腺增生症。

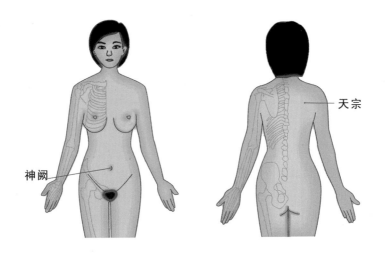

注意事项

乳腺小叶增生患者应消除恐惧和顾虑，保持良好的心态，情绪稳定，乐观开朗；工作与生活劳逸结合，充实而有规律。已婚女性应尽量保持和谐、规律的性生活。患者宜常吃海带，以缓解疼痛、缩小肿块；多吃橘子、橘饼、牡蛎等行气散结之品；忌食生冷和辛辣刺激性的食物。定期检查，必要时手术。

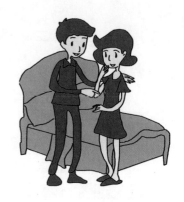

 第十九节　急性乳腺炎

急性乳腺炎是指乳腺组织的急性化脓性感染，多见于初产妇，因乳腺皲裂，乳腺导管开口阻塞，引起乳汁壅积而致。以产后6周内发病最常见，一侧或双侧面同时发病。

临床表现

（1）气滞热壅型（初期）　症状为患侧乳汁瘀积、乳房局部皮肤微红、肿胀热痛、触之有肿块，伴有发热、口渴、纳差；舌苔黄，脉数。

（2）热毒炽盛型（成脓期）　症状为乳房内肿块逐渐增大，皮肤灼热焮红，触痛显著，持续性、波动性疼痛加剧，伴高热，口渴，小便短赤，大便秘结；舌红，苔黄腻，脉洪数。

（3）正虚邪恋期（溃脓期）　症状为经10天左右，脓肿形成，触之有波动感，经切开或自行破溃出脓后寒热慢慢消退，肿消痛减，疮口渐愈合；如脓肿破溃后形成瘘管，或脓流不畅，肿势与疼痛不减，病灶可累及其他经络，形成传囊乳痈，伴全身乏力，面色少华，纳差；舌淡，苔薄，脉弱无力。

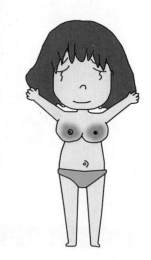

脐疗法

（一）急性乳腺炎方（一）

药物组成　瓜蒌仁10g，牛蒡子10g，天花粉10g，黄芩10g，山栀10g，金银花10g，连翘10g，皂角刺10g，青皮10g，陈皮10g，柴胡10g，生甘草10g，冰片5g。

取　　穴　神阙，可配合敷贴膻中、乳房局部、天宗。

制法用法　上述药物研为碎末，取适量药末，姜汁调成糊状，敷脐上，然后用热水袋熨脐30分钟，3~6小时取下药物，每日治疗1次。

功效主治　清热解毒，托里透脓。适用于气滞热壅型急性乳腺炎。

（二）急性乳腺炎方（二）

药物组成　金银花10g，菊花10g，蒲公英10g，紫花地丁10g，天葵子10g，川芎10g，当归10g，黄芪20g，穿山甲3g，皂角3g，冰片5g。

取　　穴　神阙，可配合敷贴膻中、乳房局部、天宗。

制法用法　上述药物研为碎末，取药适量，姜汁调成糊状，敷脐上，6~12小时取下药物，每日治疗1次。

功效主治　清热解毒，托里透脓。适用于热毒炽盛型急性乳腺炎。

（三）急性乳腺炎方（三）

药物组成　当归10g，川芎10g，熟地黄10g，白芍10g，人参10g，白术10g，

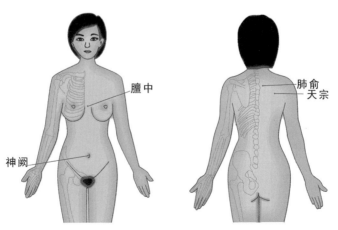

茯苓10g，甘草10g，生黄芪10g，制香附10g，陈皮10g，冰片5g。

取　穴　神阙，可配合敷贴膻中、肺俞、天宗。

制法用法　上述药物研为碎末，取药适量，姜汁调成糊状，敷脐上，然后用热水袋熨脐30分钟，3～6小时取下药物，每日治疗1次。

功效主治　清热解毒，托里透脓。适用于正虚邪恋期急性乳腺炎。

（四）急性乳腺炎方（四）

药物组成　五倍子适量。

取　穴　神阙。

制法用法　上述药物研为碎末，取药适量，食用醋调成糊状，敷脐上及患处，6～12小时取下药物，每日治疗2次。

功效主治　清热解毒，托里透脓。适用于急性乳腺炎。

注意事项

患者饮食应清淡、易消化，少吃油腻食物，忌辛辣刺激之品。保持良好的心情，不要生气。早期按摩及吸乳是避免转成脓肿的关键。方法为：手法触诊明确肿块位置、范围以及导管不通的部位；乳头消毒后，先使用提捏手法刺激乳头，导致排乳反射；乳房上涂润滑剂，先从乳腺无病变位置开始由四周向乳头呈现放射状排乳，双手拇指由乳根部向乳头方向推进数次，促使肿胀乳房内乳汁排出；可配合用吸乳器吸乳，以吸通阻塞的乳腺管口；吸通后应尽可能排空乳汁，勿使壅积。

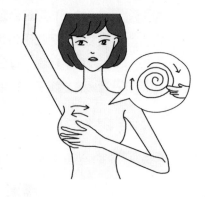

第二十节 **女性更年期综合征**

女子更年期综合征，又称为绝经期综合征，是指女性在自然绝经前后或手术切除双侧卵巢后卵巢功能丧失而出现的一种症候群。

临床表现

（1）肝肾阴虚型 症状为月经量少，色紫红，淋漓不断，伴有头晕，头痛，耳鸣，腰膝酸软，烦躁易怒，烘热汗出，心悸健忘，五心烦热，大便干燥，小便短赤，咽干；舌红，苔少，脉细数。

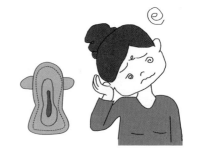

（2）脾肾阳虚型 症状为月经量少，色淡红，质清稀，经期后延，伴有面色苍白或晦暗，精神萎靡，情绪淡漠，倦怠乏力，腰膝酸软，畏寒，夜尿多，尿频；舌淡，苔白，脉迟弱。

（3）肝郁气滞型 症状为月经前后不定，经血夹紫块，或经行乳胀，伴有胸胁胀闷或痛，善叹息，纳呆，头痛，眩晕，口苦，易怒，烦躁，失眠；舌苔薄，脉弦。

（4）心肾不交型 症状为月经量少，色淡，兼见头晕，心悸，耳鸣，彻夜不眠，易惊多梦，烦躁，健忘；舌红绛，脉细数，按之无力。

脐疗法

（一）二乌皂角散

药物组成 皂角10g，白芥子10g，白芷10g，红花10g，草乌10g，芦荟10g，桃仁10g，杏仁10g，草决明10g，使君子10g，细辛5g，川乌5g，白花椒5g，山栀子20g，冰片2g。

取　穴　天突、膻中、中脘、神阙、身柱、灵台、至阳、足三里、内关。

制法用法　共研细末，储瓶备用，密封保存。用时取药末适量，以姜汁调成糊状，摊在方形纱块上，每张纱块摊药5g。每次选5个穴位。交替敷贴于48~72小时，2次为1个疗程。

功效主治　祛风散寒，清热化痰，活血通络。适用于更年期综合征。

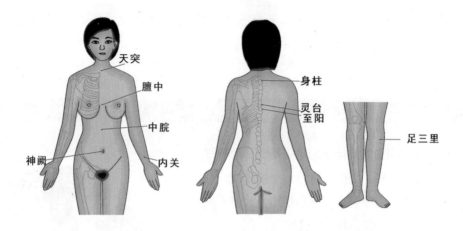

（二）菟丝子散

药物组成　菟丝子100g，巴戟天100g，熟地黄60g，牛膝60g，肉苁蓉60g，

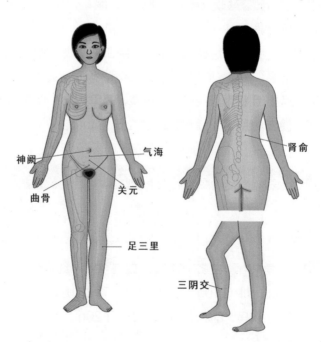

附子60g，鹿茸60g，党参60g，远志60g，茯神60g，黄芪60g，山药60g，当归60g，龙骨60g，五味子60g。

取　穴　肾俞、神阙、关元、气海、足三里、三阴交、曲骨。

制法用法　上述药物共研细末，用麻油熬，黄丹收膏，备用。取适量药膏，分别敷于穴上，按照常规方法固定。每日换药1次，每次2~5小时。15~30日为1个疗程。连治3~6个疗程。

功效主治　温肾益气，活血安神，固涩收敛。适用于更年期综合征。

（三）朱砂琥珀方

药物组成　太子参60g，朱砂15g，琥珀15g，豆蔻10g，薄荷10g。

取　穴　神阙。

制法用法　上述药物共研细末，储瓶备用。取药末15g，用清水调成糊状，贴敷肚脐上，纱布固定。每日换药1次。

功效主治　益气养阴，安神止汗。适用于更年期综合征。

（四）更年期综合征方（一）

药物组成　木香10g，青皮10g，橘皮10g，甘草10g，枳壳10g，厚朴10g，乌药10g，香附10g，苍术10g，砂仁10g，延胡索10g，远志10g。

取　穴　神阙，可配合敷贴期门或日月。

制法用法　上述药物研为碎末，取药适量，醋调成糊状，敷脐上，3~6小时取下药物，每日治疗1次。

功效主治　益气养阴。适用于肝郁气滞型更年期综合征。

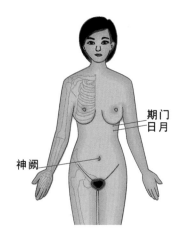

期门
日月
神阙

（五）更年期综合征方（二）

取　穴　神阙、气海、中极、命门、肾俞、肝俞、脾俞。

制法用法　通常用单纯拔罐法，留罐20分钟。阳虚型罐后加温灸。每日1次。10次为1个疗程。

功效主治 益气养阴。适用于更年期综合征。

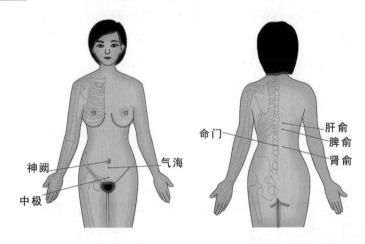

神阙　　　　　气海

中极

命门　　　　　肝俞
　　　　　　　脾俞
　　　　　　　肾俞

注意事项

（1）注意劳逸结合，确保充分的休息和睡眠时间。

（2）保持心情舒畅，减少精神负担，排除紧张、消极、焦虑情绪，维持神经系统的稳定。可以培养一些业余爱好如书法、绘画、缝纫和老年歌咏团体等。

（3）注意控制饮食，避免体重过度增加。但需加强营养，食用含蛋白质和维生素高的饮食，少食盐和刺激性食物。

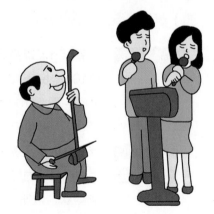

（4）因体内雌激素减少，会加速皮肤老化，可选用一些护肤品，减缓衰老。还有要注意阴部清洁，预防感染。定期进行妇科检查，注意月经变化。

（5）进行适当的健身活动与体育锻炼，如太极拳、气功、集体舞、散步、慢跑等，改善机体血液循环。

（6）健康和睦的家庭，不仅使更年期妇女心情舒畅、消除烦恼，而且可以化解来自工作中和生活中的不良刺激，建立起生活信心。

第五章

外科、皮肤科病症脐疗法

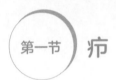

第一节 疖

疖是一种化脓性毛囊及毛囊深部周围组织的感染。

临床表现

最初，局部出现红、肿、痛的小结节，之后逐渐肿大，呈锥形隆起。数日后，结节中央由于组织坏死而变软，出现黄白色小脓栓；红、肿、痛范围扩大。再数日后，脓栓脱落，排出脓液，炎症便慢慢消失而愈。

脐疗法

（一）疖方

药物组成 杏香兔耳风（别名一支香）一株。

取　穴 神阙。

制法用法 取杏香兔耳风一株，去除茎叶，根洗净后加适量食盐，捣烂。以75%乙醇消毒肚脐。等到乙醇干燥后将准备好的捣烂后的杏香兔耳风贴于脐中，面积以覆盖肚脐为宜，塑料薄膜覆盖，胶布固定。平卧2小时后，即可去除。

功效主治 清热消毒。适用于疖。

注意事项

注意皮肤清洁，及时更换内衣和避免表皮受伤尤其是在盛夏，要勤洗澡、洗头、理发、勤换衣服、剪指甲，幼儿尤应注意，使用金银花、野菊花煎汤代茶喝，疖周围皮肤应保持清洁，并以70%乙醇涂抹，以防止感染扩散到附近的毛囊。

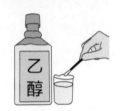

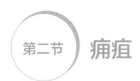

第二节 痈疽

> 痈疽是指发生于体表、四肢、内脏的急性化脓性疾患，是一种毒疮。

临床表现

痈发于肌肉，红肿高大，多属于阳证；痈发于骨上，平塌色暗，多属于阴证。痈疽症见局部肿胀、焮热、疼痛及成脓等。

脐疗法

（一）痈疽方（一）

药物组成 乌鸡骨30g，砒霜3g。

取　穴 神阙。

制法用法 将上述药物研末。用75%乙醇消毒肚脐。待乙醇干燥后将准备好的药末填于脐中，盐泥封固好即可。

功效主治 清热解毒。适用于痈疽脓出口不收敛。

（二）痈疽方（二）

药物组成 杏仁30g，玄参15g，蛇蜕7.5g，蜂房7.5g，乱发7.5g，麻油80ml，黄丹20g。

取　穴 神阙。

制法用法 将上述诸药熬成膏备用。以75%乙醇消毒肚脐。等到乙醇干燥后将药膏取适量涂于纱布贴于脐上，以泻为度。

功效主治 清热解毒。适用于痈疽。

（三）痈疽方（三）

药物组成	艾绒适量。
取 穴	神阙。
制法用法	制成艾炷。以75%乙醇消毒肚脐。等到乙醇干燥后将制成的艾炷置于脐上，灸神阙二七壮。
功效主治	清热解毒。适用于痈疽。

注意事项

（1）应保持疮口周围皮肤的清洁，不得挤压摩擦疮口。

（2）注意休息，避免过于疲劳。

（3）饮食以营养丰富且易消化的食物为宜，忌食辛辣、肥腻、甜食等。

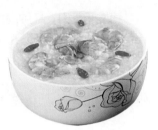

第三节 痔

痔是直肠末端黏膜下与肛管皮肤下的直肠静脉丛发生扩大、曲张所形成的柔软静脉团，或肛缘皮肤结缔组织增生或肛管皮下静脉曲张破裂形成的隆起物。

临床表现

（1）风伤肠络型　症状为大便带血，滴血或喷射而出，血色鲜红，或伴有口干，大便秘结；舌红，苔黄，脉数。

（2）湿热下注型　症状为便血色鲜，量较多，痔核脱出嵌顿，肿胀疼痛，或糜烂坏死，口干不思饮，口苦，小便黄；舌苔黄腻，脉滑数。

（3）脾虚气陷型　症状为肛门坠胀，痔核脱出，需用手托还，大便带血，色鲜红或淡红，病程日久，面色少华，神疲乏力，纳少便溏；舌淡，苔白，脉弱。

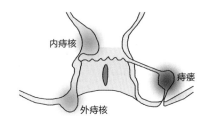

脐疗法

（一）黛及散

药物组成　青黛10g，白及20g，香附15g，冰片1g。

取　穴　神阙。

制法用法　上述药物共研细末，和匀，分成5份，备用。取药末1份，用蜂蜜调成面团状，置肚脐上，外加固定。每日1换。5日为1个疗程。

功效主治　清热润燥，理气生肌。适用于陈旧性肛裂、灼痛、大便干，便时疼痛剧烈，便后滴血。

（二）地榆散

药物组成　生地榆15g，大黄15g，艾叶6g，升麻6g，桂枝10g。

取　穴　神阙。

制法用法　上述药物共研细末，和匀，分成10份，备用。取药1份，用蜂蜜调成面团状，贴敷肚脐上，敷以麝香止痛膏盖贴效果更好，外加绷带固定。每日1换。

功效主治　清热凉血，消肿止痛。适用于痔疮、痔漏、大便秘结、肛门疼痛，便时更甚，大便带血或便血。

（三）僵蝎散

药物组成　僵蚕15g，全蝎15g，绿豆100粒。

取　穴　神阙。

制法用法 上述药物共研细末，和匀，分成5份，储瓶备用。取药末1份，用鸡蛋清调成面团状，置肚脐上，外加固定。每日1换。5日为1个疗程。

功效主治 消肿止痛。适用于内痔。

（四）痔疮膏

药物组成 生大黄30g，生地榆30g，生侧柏叶30g，徐长卿30g，苦参30g，鱼腥草30g，土茯苓30g，蒲公英30g，当归15g，红花15g，乳香15g，没药15g，延胡索15g，白矾15g，冰片5g，生天南星10g，生半夏10g。

取　穴 神阙。

制法用法 上述药物共研细末，过筛和匀，储瓶备用。取药30g，以香油调成糊膏状，分贴敷于肚脐处及患处，上盖纱布，用胶布固定。每日换药1次。5日为1个疗程。

功效主治 清热解毒，凉血活血，化痰散结，消肿止痛。适用于内痔、外痔、混合痔。

（五）痔方（一）

药物组成 当归10g，生地黄10g，赤芍10g，黄连（炒）10g，枳壳10g，黄芩（炒黑）10g，槐角（炒黑）10g，地榆（炒黑）10g，荆芥（炒黑）10g，升麻10g，天花粉10g，甘草10g，生侧柏叶10g，冰片5g。

取　穴 神阙，可配合敷贴承山、二白。

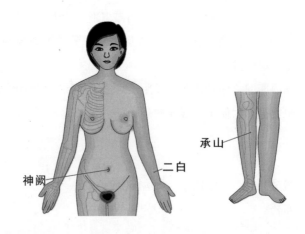

制法用法　上述药物研为碎末，取药适量，姜汁调成糊状，敷脐上，然后用热水袋熨脐30分钟，6～12小时取下药物，4～7天治疗1次。

功效主治　化痰散结。适用于风伤肠络型痔。

（六）痔方（二）

药物组成　秦艽10g，桃仁10g，皂角子10g，苍术10g，防风10g，黄柏（酒炒）10g，当归10g，泽泻10g，槟榔10g，熟大黄10g，槐花10g，地榆10g，冰片5g。

取　　穴　神阙，可配合敷贴承山、二白。

制法用法　上述药物研为碎末，取药适量，姜汁调成糊状，敷脐上，然后用热水袋熨脐30分钟，6～12小时取下药物，4～7天治疗1次。

功效主治　凉血活血。适用于湿热下注型痔。

（七）痔方（三）

取　　穴　关元、气海、神阙、百会。

制法用法　用艾条雀啄灸。在关元、气海、神阙穴各灸5～10分钟，灸至局部皮肤灼热、潮红为度。每日或隔日灸1次。百会穴，可用隔姜、隔饼灸3～5壮，注意勿灼伤皮肤。灸百会穴时宜先剪去穴周头发。

功效主治　消肿止痛。适用于痔疮。

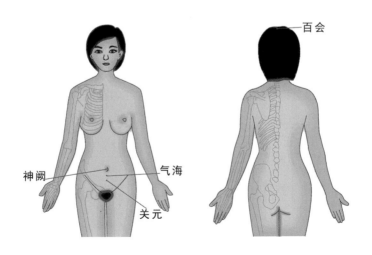

注意事项

本病患者应注意饮食调理，多喝开水，多吃蔬菜水果，少吃辛辣、醇酒、炙烤之品，保持大便通畅。养成每天定时排便的习惯，临厕不宜久蹲努责，不要久坐久卧，适当进行体育锻炼。熏洗法适用于各期内痔以及内痔脱出时，将药物加水煮沸，先熏后洗，或湿敷，常用五倍子煎汤、苦参汤（川椒、地肤子、黄柏各30g）等。

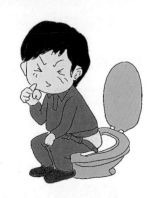

第四节 脱肛

脱肛是直肠黏膜、肛管、直肠全层，甚至部分乙状结肠向下移动，脱出肛外的一种疾病。其特征为直肠黏膜及直肠反复脱出肛门外，伴有肛门松弛，多见于儿童及老年人。

临床表现

（1）脾虚气陷型 症状为大便或咳嗽、远行时肛内肿物脱出，轻重不一，色淡红，肛门坠胀，疲乏无力，食欲不振；舌淡，苔白，脉弱。

（2）湿热下注型 症状为直肠脱出难纳，肿胀焮红灼热，渗液流滋，肛门胀痛；舌红，苔黄腻，脉滑数。

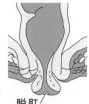

脱肛

脐疗法

（一）芪麻散

药物组成　黄芪、升麻、枳壳、五倍子各等量，陈醋适量。

取　穴　神阙。

制法用法　上述各药碾而为末，装瓶备用。以75%乙醇消毒肚脐。等到乙醇干燥后，取药粉30g，以陈醋适量调药末为糊，摊于纱布中间，敷患者脐上，胶布固定。每日换药3~5次。

功效主治　益气举肛。适用于脾虚气陷型脱肛。

（二）脱肛方（一）

药物组成　柑子树叶、桃子树叶、薄荷叶各适量。

取　穴　神阙。

制法用法　上述药物捣烂，用布包裹。以75%乙醇消毒肚脐。等到乙醇干燥后，取药敷于肚脐。

功效主治　益气举肛。适用于脱肛。

（三）脱肛方（二）

药物组成　活田螺数只，米双酒适量。

取　穴　肚脐、背部、尾骨。

制法用法　将田螺捣烂如泥，入米双酒和匀，用芭蕉叶包好，埋于热火灰下，待热后取出。以75%乙醇消毒肚脐。等到乙醇干燥后，将药放于肚脐、背部、尾骨等部位。每晚临睡前敷1次，连用5~7日为1个疗程。

功效主治　益气举肛。适用于脱肛。

（四）脱肛方（三）

药物组成　萆薢10g，苡仁10g，黄柏10g，赤苓10g，丹皮10g，泽泻10g，滑石10g，通草10g，冰片5g。

取　穴　神阙，可配合敷贴中脘、承山、二白。

制法用法　上述药物研为碎末，取药适量，姜汁调成糊状，敷脐上，然后用热水袋熨脐30分钟，6~12小时取下药物，4~7天治疗1次。

功效主治　益气举肛。适用于湿热下注型脱肛。

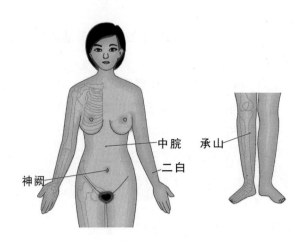

中脘　承山

神阙　二白

（五）脱肛方（四）

药物组成　生莱菔子30g。

取　穴　神阙。

制法用法　上述药物捣烂备用。取上述药物敷于患者脐中，盖以纱布，胶布固定。

功效主治　适用于脱肛。

注意事项

患脱肛后，不能负重远行、久立，积极治疗慢性泄泻、便秘、咳嗽等疾病，腹压不宜过高。经常进行提肛运动练习，加强身体锻炼，增强体质。可用苦参、地肤子、石榴皮、枯矾、五倍子煎水熏洗；或用五倍子散或马勃散调凡士林外敷肛门。

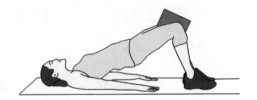

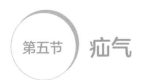

第五节 疝气

疝气，即人体内某个脏器或组织离开其正常解剖位置，通过先天或后天形成的薄弱点、缺损或孔隙进入另一部位。常见的疝包括脐疝，腹股沟直疝、斜疝，切口疝，手术复发疝，白线疝，股疝等。

临床表现

除有可复性肿物外，也可伴有食少纳呆，心烦自汗，四肢困乏，脉微或涩，为气虚下陷；除了有可复性肿物外，但感阴囊发凉，少腹胀痛，苔白腻，脉弦紧，为寒湿内盛；少腹或阴囊肿胀偏痛，缓急无时，可因为愤怒、号哭、劳累过度而发作，舌质淡，苔薄，脉弦为肝郁气滞。

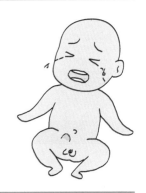

脐疗法

（一）疝气方（一）

药物组成 酢浆草16g，天胡荽16g。

取 穴 神阙。

制法用法 将上述药物加热饭16g，共捣烂，用布包裹。以75%乙醇消毒肚脐。等到乙醇干燥后，取药包裹患者脐部，胶布固定。每日换药2次。

功效主治 理气止痛。适用于气虚下陷型疝气。

（二）疝气方（二）

药物组成 小茴香适量，青木香30g，广木香30g，吴茱萸30g，大葱250g。

取　　穴　神阙。

制法用法　将前4味药烘干碾为细末，与大葱一同捣烂如泥，纱布包裹。以75%乙醇消毒肚脐。等到乙醇干燥后，将药包敷于患者脐部，外加热敷。1次30～60分钟。

功效主治　理气止痛。适用于寒湿内盛型疝气。

（三）疝气方（三）

药物组成　川楝子、吴茱萸、小茴香、乌药、木香、香附、青皮、槟榔、黄芪、升麻各等分，面粉适量。

取　　穴　气海、中极、神阙。

制法用法　将上述药物混合共粉碎成末，过筛，加入适量面粉与温开水，制成药膏备用。以75%乙醇消毒肚脐。等到乙醇干燥后，取药膏大如枣共3块，分贴于气海、中极、脐中，盖以纱布，用胶布固定。每日1换。

功效主治　理气止痛。适用于肝郁气滞型疝气。

注意事项

在日常生活中尽可能不要从事重体力劳动，因为重体力劳动会增加腹内压，导致疝气进一步突出。患有咳嗽等疾患时，要及早治疗。对于含有疝气的小孩，要尽可能避免小孩出现哭闹现象。患有疝气的患者，在日常生活中还要尽可能保持大便稀软，避免便秘的发生。最好在日常生活中不要大幅度活动，在从事必要的活动时，最好戴上疝气带。当发现疝内容物脱出至疝囊时，尽快用手回纳，然后，在发生疝气的局部使用疝气带，若发现肠内容不能回纳，宜及时带孩子到医院进行处理。疝气的根除还需要手术治疗，及时的手术治疗及适量的生活调理，疝气患者会很快恢复健康。

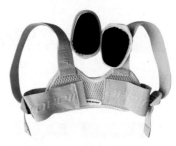

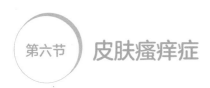

第六节　皮肤瘙痒症

皮肤瘙痒症是一种仅有皮肤瘙痒而无原发皮损的皮肤病。

临床表现

（1）风寒外袭证　瘙痒多见于暴露部位，天气寒冷或气温急骤变化时可诱发或加重，或夜间解衣卧床时加重，皮肤干燥，恶寒、微发热，舌质淡白，苔薄白，脉浮紧。

（2）风热郁滞肌肤证　瘙痒常见于夏秋季节，气温干燥时可诱发或加重，或夜间卧床时加重，身热，微恶风寒，口渴，出汗，大便干结，小便色黄，舌质红，苔薄黄或干，脉浮数。

（3）湿毒蕴结肌肤证　瘙痒好发于肛门周围、阴囊及女阴部位，痒时无法控制，引起过度搔抓，抓后局部可有抓痕、红肿，日久则肥厚、苔藓化，汗出，摩擦及食物刺激等可诱发或加剧，妇人可伴有带下腥臭，口苦口臭，舌质红，苔黄腻，脉滑数。

（4）血热风盛证　周身瘙痒严重，肌肤灼热，抓破出血，遇热痒剧，得凉则安，身热心烦，口燥咽干，多见青壮年，好发于春夏，舌质红苔黄干，脉数。

（5）血虚风燥证　常见于年老羸弱者，皮肤瘙痒，发无定处，夜间尤甚，难以入眠，周身皮肤干燥脱屑，抓痕累累，经久不愈，冬重夏轻，伴有倦怠无力，大便艰涩，面色无华，舌质淡，苔薄，脉细无力。

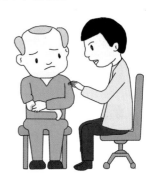

（6）肝郁血虚证　皮肤瘙痒多由于情绪激动时产生，精神抑郁，面容憔悴，叹息，心烦，口苦，妇女月经失调或闭经，唇甲色淡，舌质淡或暗，苔薄，脉细涩。

脐疗法

（一）祛风止痒散

药物组成　地肤子9g，红花9g，僵蚕9g，蝉蜕9g。

取　穴　神阙。

制法用法　上述药物共研细末，储瓶备用。取药末3～6g，水调为糊，敷在肚脐上，外用纱布包扎固定。每日换药1次。

功效主治　祛风止痒。适用于皮肤瘙痒症。

（二）双红益母散

药物组成　红花6g，桃仁10g，生杏仁10g，生栀子10g，红藤15g，益母草15g，冰片1g。

取　穴　神阙。

制法用法　上述药物共研细末，分成10份，备用。取药末1份，用温开水调成面团状，置肚脐上，外加固定。每日1换。

功效主治　活血祛风止痒。适用于皮肤瘙痒、难以入睡、心烦失眠。

（三）桃红荆肤散

药物组成　红花、桃仁、杏仁、生栀子、荆芥、地肤子各等分。

取　穴　神阙。

制法用法　上述药物共研细末，和匀，储瓶备用。取药粉适量，以蜂蜜调成糊状，摊成3cm×3cm×1cm的药饼，贴敷肚脐上，外用伤湿止痛膏或胶布进行固定。每日换药1次。连用5日。

功效主治　清热活血，祛风止痒。适用于小儿皮肤瘙痒症。

（四）皮痒灵贴脐膏

药物组成　当归30g，白芍30g，生地黄30g，麦冬20g，远志20g，首乌藤20g，全蝎20g，蜈蚣20g，苦参15g，地肤子15g，白鲜皮15g，川椒15g。

取　穴　神阙。

制法用法　上述药物共研细末，储瓶备用。取药末适量（约10g），用陈醋调成稀糊状，敷于肚脐处，上盖纱布，用胶布固定。可用热水袋热熨30分钟。每日换药1次。7日为1个疗程。

功效主治　养血平肝，祛风润燥。适用于老年性皮肤瘙痒症。

注意事项

（1）积极防治原发病，如肝胆疾病、习惯性便秘、糖尿病等。

（2）消除诱因，不吃易致敏及刺激性的食物，如鱼、虾、蟹及辛辣食物等，不吸烟，不喝酒、浓茶及咖啡。

（3）注意保持皮肤清洁，可选用一些保湿护肤品。

（4）不用碱性强的肥皂洗浴，瘙痒处尽可能不要搔抓，避免摩擦。

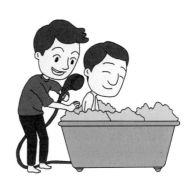

（5）应穿着柔软宽松的内衣，应用棉织品，不能穿化纤内衣。

（6）坚持体育锻炼，提高机体抗病能力。

（7）保持心情愉快，避免不良情绪。

第七节　荨麻疹

荨麻疹是一种常见的皮肤病。系多种不同原因导致的一种皮肤黏膜血管反应性疾病。表现为时隐时现、边缘清楚、红色或白色的瘙痒性风团，中医称为"瘾疹"，俗称"风疹块"。

临床表现

（1）风寒型　症状为风团色白或淡红，稍沾冷水则可诱发，瘙痒异常，遇冷风则加重，遇热可减轻，口不渴，可伴有发热恶寒。舌淡苔白，脉浮缓。

（2）风热型　症状为风团色红，连接成片，暴痒难忍，可有针刺样灼热感，遇热稍减，伴有自汗口渴，甚则发热烦躁。舌红苔黄，脉浮数。

（3）气虚型　症状为风团如豆瓣大，成片，疹色与肤色一致，伴有倦怠乏力，动则汗出。舌淡胖，脉弱。

（4）血虚型　症状为风团形似豆瓣，边缘红晕色淡，皮肤干燥，伴有面色无华，头晕失眠。舌淡苔薄，脉细。

（5）湿热型　症状为风团鲜红或中央色白、边缘鲜红，搔抓之后，皮肤立即潮红水肿，局部或全身瘙痒及热感，伴恶心呕吐，头晕。舌淡苔白或黄腻，脉滑数。

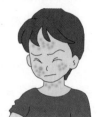

（6）血瘀型　症状为大片风团遍布全身，色红，时起时消，历久不愈，瘙痒难忍，烦躁，便秘。苔薄黄，脉弦细。

脐疗法

（一）止痒散

药物组成　银柴胡、胡黄连、防风、浮萍、乌梅、甘草各等量。

取　穴　神阙。

制法用法　上述药物共研细末，储瓶备用。取药末适量，填满肚脐窝，用手压实，以纱布盖之，胶布固定。每日换药1次。坚持常贴，1个月为1个疗程。

功效主治　养阴清热，祛风止痒。适用于荨麻疹。

（二）肤痒散

药物组成　红花15g，桃仁15g，杏仁15g，生栀子15g，冰片5g。

取　穴　神阙。

制法用法　上述药物共研细末，储瓶备用。取药末5~10g，用凡士林（或蜂蜜）调和成糊状，敷于肚脐上，然后用敷料固定。每日换药1次。2~10次为1个疗程。

功效主治　清热化痰，活血止痒。适用于荨麻疹肤痒。

（三）参敏散

药物组成　苦参30g，氯苯那敏（扑尔敏）30片，防风15g。

取　穴　神阙。

制法用法　上述药物各自单独研为细末，分别装瓶，密封备用。各取上述药物1/3混合均匀，填入肚脐窝，用纱布覆盖，胶布固定。每日换药1次。10日为1个疗程。直至痊愈为止。

功效主治　疏风止痒，清热凉血。适用于荨麻疹。

（四）荨麻疹方（一）

药物组成　苦参30g，防风15g，氯苯那敏30g。

取　穴　神阙。

制法用法　将上述药物各自研为细末，备用。各取10g混合均匀，敷脐窝，用纱布覆盖，胶布固定，每天1次，10天为1个疗程，连续至病愈为止。

功效主治　清热凉血。适用于荨麻疹。

（五）荨麻疹方（二）

药物组成　防风10g，蝉衣10g，苍术10g，苦参10g，栀子10g。

取　穴　神阙。

制法用法　将上述药物共研为细末，备用。取适量温开水调敷脐部，外用胶布固定，3~5天1次。或将上述药物加冰片3g做成药物兜肚。

功效主治　清热凉血。用于风热蕴积型荨麻疹。

（六）荨麻疹方（三）

药物组成　乌梅10个，氯苯那敏30g，甘草末15g，陈醋适量。

取　穴　神阙。

制法用法　先将乌梅去核，研为细末，然后将氯苯那敏和甘草末混合研为细末，再与乌梅末搅拌调匀备用，用时取药调入米醋制成膏备用。取上备用膏贴在患者脐孔上，外用纱布覆盖，胶布固定，每天换药1~2次，10天为1个疗程，连续贴药直到病愈为止。

功效主治　活血止痒。用于瘾疹，全身皮肤发风疹块，疹色红晕，局部皮肤瘙痒，遇风寒则发疹，反复发作，经年不断。

（七）荨麻疹方（四）

药物组成 当归10g，生地黄10g，白芍10g，川芎10g，何首乌10g，荆芥10g，防风10g，白蒺藜10g，黄芪10g，白鲜皮10g，地骨皮10g，生甘草10g，丁香5g。

取　穴 神阙，可配合敷贴血海、曲池。

制法用法 上述药物研为碎末，取药适量，姜汁调成糊状，敷脐上，然后用热水袋熨脐30分钟，6~12小时取下药物，每日治疗1次。

功效主治 活血止痒。用于荨麻疹。

（八）荨麻疹方（五）

取　穴 大椎、神阙。疹发上肢者配曲池；疹发下肢者配以血海、风市、委中；顽固性者配以脾俞、肺俞；疹发背部者配以膈俞、风门。

制法用法 用单纯拔罐法或刺络拔罐法。留罐15分钟。神阙穴可采用闪火法拔罐，连拔3下。每日或隔日治疗1次。5次为1个疗程。

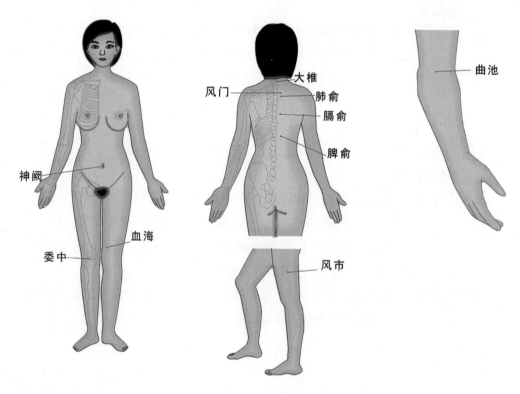

功效主治 活血止痒。适用于急、慢性荨麻疹。

（九）荨麻疹方（六）

取　　穴 风门、身柱、膈俞、神阙、曲池、手三里、风市、血海、足三里、筑宾、百会、长强。

制法用法 ①艾炷无瘢痕灸。每次取3～5穴，用麦粒大艾炷，各灸5～7壮，灸至以局部皮肤红润但不起疱为宜。每日灸1次。②艾炷隔姜灸。每次取3～5穴，将姜片置于穴上，上置麦粒大艾炷，点燃施灸，各灸5～7壮，灸至以局部皮肤红润为宜。每日灸1次。③艾炷隔徐长卿灸。每次取3～5穴，取徐长卿鲜根捣烂成糊状，置于患处或穴上，上置艾炷，各灸5～10壮。每日灸1次。④艾条温和灸。每次取3～5穴，各灸5～10分钟，灸至以局部皮肤红润为宜。每日灸1次或2次。⑤灯火灼灸。在百会、长强穴上各灼灸1下。每日灸1次。

功效主治 活血止痒。适用于荨麻疹。

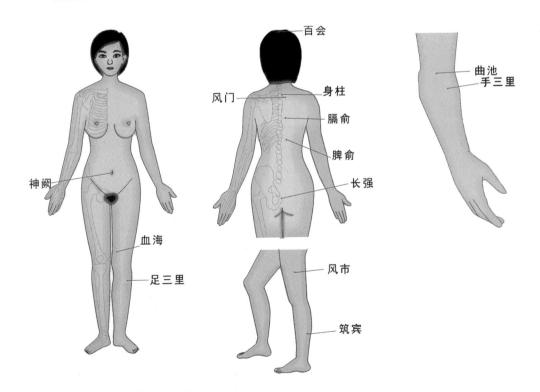

注意事项

脐疗治疗荨麻疹疗效明显，对急性者可立即止痒、消疹，但本病容易复发，急性者疹消后要巩固治疗一段时间，以扶正、调节脏腑功能。慢性者应坚持治疗，同时要积极寻找过敏原并去除之，注意饮食，禁食辛辣、鱼腥等物。若患者肠道有寄生虫，应先驱虫，后治疗。加强体育锻炼，适寒温，调情志，慎起居。

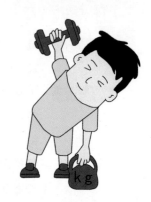

第八节　银屑病

银屑病是一种常见的慢性皮肤病，其特征为在红斑上反复出现多层银白色干燥鳞屑。中医称为白疕、松皮癣，俗称"牛皮癣"。

临床表现

（1）肝郁化火型　症状为皮损色红，伴心烦易怒，失眠多梦，眩晕心悸，口苦咽干；舌边尖红，脉弦数。

（2）风湿蕴肤型　症状为皮损呈淡褐色片状，粗糙肥厚，剧痒时作，夜间尤甚；苔薄白或白腻，脉濡而缓。

（3）血虚风燥型　症状为皮损灰白，爪如枯木，肥厚粗糙似牛皮，伴心悸怔忡，失眠健忘，女子月经不调；舌淡，脉沉细。

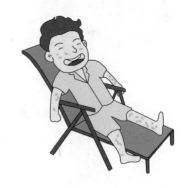

脐疗法

（一）去屑丸

药物组成 马钱子35g，朱砂6g，核桃仁12个，水银35g。

取 穴 神阙。

制法用法 马钱子香油炸鼓后轧成粉末，核桃仁置于铁锅内炒焦轧细，将朱砂与诸药末搅匀，置入水银做成15个药丸备用，水银应先用适量香油单独研好再用。以75%乙醇消毒肚脐。待乙醇干燥后，将1个药丸置于肚脐固定，24小时后换药。平均用药48天。

功效主治 祛斑消风。适用于银屑病。

（二）银屑病方（一）

药物组成 升麻9g，葛根30g，赤芍10g，生地黄30g，大枫子9g，丹参9g，甘草9g，水牛角粉9g，冰片6g。

取 穴 神阙。

制法用法 研末，过120目筛，装瓶密封备用。将药粉纳入脐中，外贴肤疾宁膏胶布固定，24小时换药1次，7次为1疗程。

功效主治 祛斑消风。适用于银屑病。

（三）银屑病方（二）

药物组成 654-2 10mg，维生素B_{12} 100μg。

取 穴 神阙、百会、后溪。

制法用法 患者仰卧，双下肢呈曲屈式，在脐旁开约半寸处，进行常规消毒，进针时倾斜30°～40°（由患者胖瘦而定），缓慢刺进脐中，等到有酸麻胀感后缓慢注射药物，每次1穴。头皮皮疹重者加百会，左下肢重配以右后溪，右下肢重配左后溪，同时外用5%白降汞霜。矿泉水水疗，每日1次。

功效主治 祛斑消风。适用于银屑病。

（四）银屑病方（三）

药物组成 蜂房30g，板蓝根30g，补骨脂20g，鸡血藤20g，赤芍15g，当归20g，防风15g，乌梢蛇15g，珍珠母30g，白芍20g，随症加减：血热者加生地黄20g，丹皮15g；血燥者加首乌15g，熟地黄15g；血瘀者加三棱15g，莪术15g；偏风湿者加白鲜皮15g，蛇床子15g。

取　穴 神阙。

制法用法 将上述药物粉碎成散剂，过筛，备用。用苯海拉明针25mg，维生素C针50mg将上述药物调成糊状，取药3g涂于1寸见方单层纱布上，填入脐眼（神阙穴），再敷以肤疾宁膏，24小时更换1次，15天为1个疗程。

功效主治 祛斑消风。适用于银屑病。

注意事项

　　银屑病严重影响患者的生活和工作，对他们的身心健康更是有着严重的伤害。除了积极治疗外，生活中患者也应注意饮食，多吃有益病情的食物，可以谷类食物为主，多样搭配，多吃蔬菜、水果和薯类，禁食诱发或加重疾病的食物。

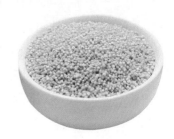

第九节 色斑

　　色斑是一种局部皮肤色泽变异的慢性皮肤病，尤以黄褐斑常见。本病好发于头面部，其他部位（如手、足部）次之。

临床表现

（1）肝郁气滞型 面部皮损为淡褐色或黄褐色斑，伴有急躁易怒，胸胁胀痛，痛经或经期延后，经血紫暗有块；舌有紫斑，脉弦涩。

（2）肝肾阴虚型 皮损呈淡褐色或黄褐色斑，伴见眩晕，耳鸣，健忘，失眠，咽干口燥，五心烦热，颧红盗汗，女子经少，男子遗精、早泄；舌淡红，苔少，脉细弱。

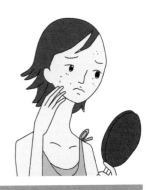

脐疗法

（一）去斑膏

药物组成 ①山楂100g，葛根100g，甘草30g，白芍150g。②鸡血藤100g，穿山甲100g，厚朴100g，桂枝30g。③乳香100g，没药100g，冰片15g。

取 穴 神阙。

制法用法 将①组药加水煎2次，合并煎液，浓缩制成药膏。②组药共研细末。③组药共溶于95%的乙醇200ml中，除去不溶物，然后烘干为末。将以上3组药混合，储瓶备用，密封保存。取药粉200mg填入肚脐内，外用胶布贴固。3~7日换药1次。

功效主治 活血去斑。适用于颜面色斑。

（二）丹白膏

药物组成 白芍、白芷、白茯苓、白僵蚕、白菊花、丹参、牡丹皮各等分。

取 穴 神阙。

制法用法 上述药物共研细末，过100目筛，储瓶备用。取药末15~30g，用鸡蛋清或黄瓜汁调成糊状，根据皮损面积大小，均匀地涂在患处，保留21~30分钟，清水洗去。每日涂1~2次。同时加敷肚脐处，上盖纱布，用胶布固定。每日换药1次。7日为1个疗程，中病即止。

功效主治 清热活血，祛风去斑（消斑祛瘀）。适用于黄褐斑。

（三）祛斑散

药物组成 白僵蚕30g，红花30g，川芎30g，白芍30g，苏木30g，生地黄30g，熟地黄30g，桂枝30g，黄芪30g，冰片5g。

取　穴 神阙。

制法用法 上述药物共研细末，储瓶备用，密封保存。取药末10g，以白蜂蜜调匀成糊状，外敷于肚脐上，上盖纱布，以胶布固定。每2日换药1次。7日为1个疗程。

功效主治 益气通络，活血祛斑。适用于黄褐斑。

（四）复方三白散

药物组成 白芷、白芍、白附子各适量。

取　穴 神阙。

制法用法 上述药物共研细末，储瓶备用。取23g药料，装入布袋内，制成药芯，将药芯装入固定带中，制成脐疗带。药带中心对准肚脐部，系于腰间。通常只有白日佩戴。

功效主治 祛风养阴，祛斑减肥。适用于面部黄褐斑、痤疮、单纯性肥胖。

（五）珍珠增白粉

药物组成 珍珠数颗或珍珠层粉1g。

取　穴 神阙。

制法用法 上述药物磨粉，储瓶备用。取药末1～3g，用水调成糊状，敷于肚脐上，上盖纱布，胶布固定。每周更换1次。每月敷1次或2次。

功效主治 增白祛斑。适用于颜面色斑。

（六）色斑方（一）

药物组成 山楂100g，葛根100g，穿山甲100g，厚朴100g，乳香100g，没药100g，鸡矢藤100g，桂枝30g，甘草30g，白芍50g，细辛15g，冰片15g。

取　穴	神阙。
制法用法	将山楂、葛根、白芍、甘草水煎去渣，煎液浓缩制成药膏；穿山甲、厚朴、桂枝共碾成细粉；乳香、没药溶于95%乙醇中以除去不溶成分。上三者混合，烘干研细；细辛、鸡矢藤提取挥发油，加入冰片，一同混入上述细粉中备用。用时取药粉0.2g敷脐，胶布固定，3～7天换药1次，连续用药数次。
功效主治	增白祛斑。适用于面部色斑。

（七）色斑方（二）

药物组成	红花、生乳香、鸡血藤、穿山甲、土鳖虫、桂枝各等分，麝香适量。
取　穴	神阙。
制法用法	上述药物共研细末，和匀，储瓶备用，密封保存。取药末10g，以陈醋调匀成糊状，敷在肚脐上，外用胶布固定。3～5日换药1次。
功效主治	活血化瘀，通络去斑。适用于各种面部色斑。

注意事项

注意休息，确保充足睡眠。睡眠不足易致黑眼圈，皮肤变灰黑。保持良好的情绪。需戒掉不良习惯，如抽烟、喝酒、熬夜等。多喝水、多吃蔬菜与水果，如西红柿、黄瓜、草莓、桃等。配合食疗绿豆百合美白汤：将绿豆、赤小豆、百合洗净，用清水浸泡半小时，大火煮滚后，改用小火煮到豆熟。绿豆与百合所含的维生素可以使黑色素还原，具有漂白作用。

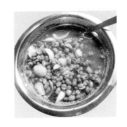

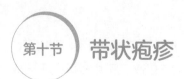

第十节 带状疱疹

带状疱疹是一种常见的病毒性皮肤病，通常皮损簇集成群如带状，常沿周围神经分布，疼痛剧烈，局部皮肤发痒或皮肤感觉过敏，常为单侧。带状疱疹愈后易遗留神经痛，特别是老年人，疱疹后遗神经痛的发病率很高。

临床表现

（1）肝经郁热型　症状为皮损鲜红，疱壁紧张，灼热刺痛，伴有口苦咽干，烦躁易怒，大便干或小便黄；舌红，苔薄黄或黄厚，脉弦滑数。

（2）脾虚湿蕴型　症状为皮损颜色较淡，疱壁松弛，疼痛略轻，伴有食少腹胀，口不渴，大便时溏；舌淡，苔白或腻，脉沉细或滑。

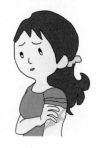

（3）气滞血瘀型　症状为皮疹消退后局部疼痛不止；舌暗，苔白，脉弦细。

脐疗法

（一）五香粉

药物组成　木香200g，乳香200g，丁香200g，降香200g，香附200g。

取　穴　神阙。

制法用法　将上五味药研为末，过120目筛，装瓶备用。用75%乙醇消毒肚脐。待乙醇干燥后，将药粉填满脐窝，外贴伤湿止痛膏。每日换药1次，7日为1个疗程。

功效主治　解毒消肿，敛疮生肌。适用于带状疱疹。

（二）带状疱疹方（一）

药物组成　龙胆草10g，黄芩10g，炒山栀10g，泽泻10g，木通10g，柴胡10g，当归10g，生地黄10g，车前子10g，甘草10g，紫草10g，板蓝根10g，延胡索10g，冰片10g。

取　穴　神阙，可配合敷贴阳陵泉、太冲。

制法用法　上述药物研为碎末，取药适量，醋调成糊状，敷脐上，6～12小时取下药物，每日治疗1次。

功效主治　解毒消肿，敛疮生肌。适用于肝经郁热型带状疱疹。

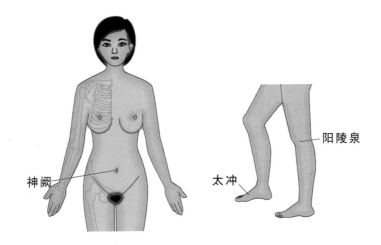

（三）带状疱疹方（二）

药物组成　苍术10g，厚朴10g，陈皮10g，猪苓10g，泽泻10g，赤茯苓10g，白术10g，滑石10g，防风10g，山栀子10g，木通10g，肉桂10g，延胡索10g，甘草10g，冰片10g。

取　穴　神阙，可配合敷贴中脘、脾俞。

制法用法　上述药物研为碎末，取药适量，姜汁调成糊状，敷脐上，然后用热水袋熨脐30分钟，6～12小时取下药物，每日治疗1次。

功效主治　解毒消肿，敛疮生肌。适用于脾虚湿蕴型带状疱疹。

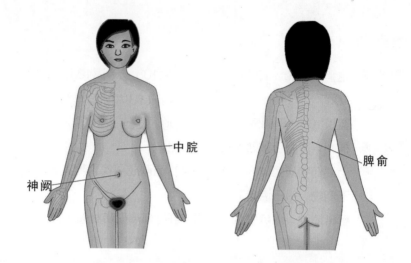

中脘

神阙

脾俞

注意事项

保持局部干燥、清洁，注意休息；忌食辛辣肥甘厚味；可使用板蓝根、大青叶、黄连各15g，煎后用纱布浸10分钟，再敷于疱疹部位及周边；合并角膜病变者，请眼科医师协助处理。

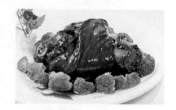

参考文献

[1] 贾红玲，张永臣，李勇. 脐疗法防治疾病一本通[M].
  2版. 北京：科学出版社，2017.

[2] 高萍，田思胜，卢祥之. 脐疗偏方[M]. 2版. 西安：
  陕西科学技术出版社，2014.

[3] 胡献国，郭伟. 常见病脐疗妙治[M]. 北京：人民军医
  出版社，2013.

[4] 高希言. 健体养颜的脐疗[M]. 北京：中原农民出版
  社，2011.

[5] 紫铁劬. 敷脐疗法速成图解[M]. 北京：科技文献出版
  社，2009.

[6] 罗和古. 脐疗巧治病（上、下册）[M]. 北京：中国医
  药科技出版社，2008.

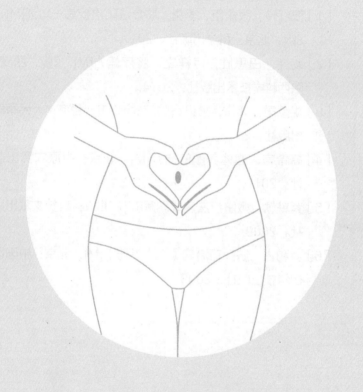